食品の裏と表

食品添加物のこわい話

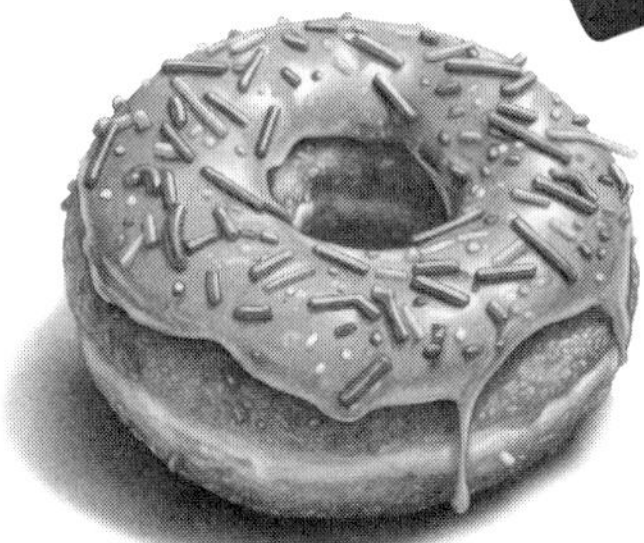

食品添加物の専門家
小薮浩二郎

ビジネス社

はじめに

この本を書いたのはどんな奴や？ ということを知ってから読まれたらいかがでしょうか

本書を読まれる皆さんは小藪《コヤブ》浩二郎という人物をまったくご存知ないと思います。当然です。まったく無名な人間でありますから。

そこで私、小藪浩二郎につきまして長々と自己紹介させていただきます。

私はいろいろな事情から岡山市にある夜間の定時制高校（烏城高校）に通いましたが、勉強はまったくせず3年半働いておりました。勉強はしなかったのに酒とタバコはすぐ覚えました。昼は一生懸命働き、夜は岡山の街を悪友たちとウロウロして遊びまくっておりました。世間では不良どもと思われていたことでしょう。実はとても人情味のある連中でした。人様にご迷惑をおかけすることは慎んでおりました。

高校4年の夏頃、ふと「こんなことをしていて俺の将来はどうなるんだろう」と不安が募りました。そこで無謀にも大学に行こうと思い立ち、自分の学力がゼロに近いことは考えず取りあえず仕事を辞めました。大学は経済的面から国立大学しか選択の余地はありません。

少しばかりの貯金があったので、半年ぐらいは働かなくても下宿代その他の生活費を賄える状況でした。

受験まで7ヶ月しかありませんでしたが、何とかなるだろうと軽く考えていました。

高校1年レベルの基礎の基礎から国立大学受験に必要な科目に絞って参考書、問題集を買いそろえて勉強を始めました。

それまでの人生で勉強などしたことがなかったのに、県立図書館へ行くとなぜかよく勉強できました。昼も夜も独学で勉強し大学受験に臨みました。

お金がなかったので参考書、問題集をたくさん買うことができません。そこで同じ参考書、問題集を繰り返し勉強しました。これが結果的にはよかったようです。

参考書、問題集はレベルの高いものを選びました。同じ参考書、問題集を2回繰り返すと、1回目で分からなかったことがよく分かるようになりました。

昼は図書館、夜は下宿で勉強しました。高校のほうは落第しないギリギリまで欠席しました。模擬試験など一度も受けたことはありません。

某国立大学は不合格だったものの、当時二期校であった香川大学農学部農芸化学科と公立大学農学部農芸化学科に合格しました。

浪人する軍資金はありませんから、生活費の安そうな香川大学に入学いたしました。あと半年勉強できたらと思いましたが……。

この高校から国立大学に合格したのは何年かぶりだったように思います。高校をサボりすぎたせいか、品行不良だったせいか、1人の先生からも祝福の言葉はかけていただくことはありませんでした。それでも同級生は祝福してくれました。

大学の学費や生活費は国の特別貸与奨学金や夏休み、春休み中のアルバイトと家庭教師の収入で何とか賄えました。

大学のすべての講義、実習、実験は実につまらないものでした。そこで自分で有機化学、無機化学、分析化学、生物化学、栄養化学、応用微生物学、食品化学の専門書を購入して勉強しました。

自分で言うのも気が引けますが、我ながらよく勉強しました。この勉強は以降の私の仕事における基礎知識として大いに役立ちました。香川大学のある高松市およびその周辺の街は大変美しく、住むのにも勉学に打ち込むのにも快適な場所でありました。

もう少しレベルの高い勉強をしようと思い、九州大学大学院の入学試験を受けて合格しました（農芸化学専攻、栄養化学講座）。他の大学から進学するのはなかなか難しいように思えました。大学院では酵素の研究をしました。女子大で食品学の非常勤講師や家庭教師、奨学金で生活資金を得ておりました。実につまらない大学院生活でした。

大学院終了後、大手の製薬会社に就職し微生物が生産する薬理活性物質の研究に従事しました。良き上司、先輩、同僚、研究設備に恵まれ、研究内容も大変興味のあるもので充実した生活を送りました。その後、中堅製薬会社にとらばーゆ（最近はこの言葉を聞きません。転職です）。

この会社から給料をいただきながら京都大学薬学部、さらに静岡薬科大学（当時の名称）で研究生として研究生活を送りました。特に京都大学では良き先生方、大学院生と出会うことができました。

静岡薬科大学では食品添加物が肝臓で、どのような化学的変化をするかについて研究しました。

会社では研究所の研究員として医薬品の研究と食品添加物の研究に従事しました。この会社は食品添加物、家畜や魚の養殖に使用する飼料添加物、動物用医薬品の分野にかなり力を注いでおりました。

蒲鉾《かまぼこ》や竹輪《ちくわ》などの水産練り製品、ハムやソーセージなどの畜肉加工品、パン、いろいろな惣《そう》菜《ざい》、その他の加工食品の製造設備を備えて食品添加物のテストを常時行っておりました。

この会社の研究所では皆様も名前はよくご存知のソルビン酸のような合成保存料をはじめ、いろいろな食品添加物の研究開発に長年従事いたしました。

また食品添加物が体内に入った場合に、どのような生化学的な変化を受けてどんな化合物になるのか（専門用語で生体内代謝と称します）といった研究から、食品中の添加物の分析に至るまでいろいろな研究に従事いたしました。


医薬品の研究開発にもかなりの期間、従事しておりました。この会社の研究所には医薬品、食品添加物、一般化学薬品などの安全性をマウス、犬などを使って調べる部門もありました。私も研究上の必要にせまられ医薬品、食品添加物の安全性についてかなり勉強いたしました。

医薬品の場合は病気を治療するという大義名分があります。副作用のレベルにもよりますが、ある程度の副作用があっても病気を治療する働きである主作用により得られる利益が勝っていれば許されるという面があります。

しかし食品添加物についても、このように言えるでしょうか？

人間に対し健康被害を与える副作用があっても、主作用により得られる利益（たとえばある食品添加物を使用すれば食品の色がより美しくなる）が勝っていれば許されるのでしょうか？

この場合の利益とは食品添加物の製造会社と食品会社の利益であり、消費者、一般国民の利益ではありません。


この会社は食品を購入して食べる消費者のことをまったく考えず、会社の利益のためだけに次から次へといろいろな食品添加物を研究し食品会社へ一生懸命売り込みをしておりました。

私は次第にこのような食品添加物の研究開発に従事している自分自身の生き方に疑問を感じるようになりました。

またこの会社が力を注いでいた飼料添加物にも大いに疑問を抱いておりました。

同社が製造し販売していた飼料添加物は非常に強い突然変異性を示し、発ガン性が強く疑われる化合物でありました。そのことを十分承知の上で、この会社は鶏などの家畜やハマチなどの養殖魚用に販売していたからです。

皆さんは、このような飼料添加物を使用した鶏やハマチなどを食べますか？

問題は、

①一般消費者への影響

②この飼料添加物を毎日鶏やハマチなどに与えている農家や養殖業者への影響

③この会社の工場でこのような飼料添加物にまみれて作業している従業員たちへの影響

特に③の人たちは長期間、高濃度の飼料添加物に曝《さら》されていました。
会社はこれら①、②、③の点について、まったく無頓着《むとんちゃく》でありました。

アスベストを扱っていた会社では、従業員の肺ガンや中皮腫《ちゅうひしゅ》が大問題になっております。私はこの会社の従業員についても追跡調査が必要と考えております。

私はこのような仕事により給料を得ていることに、後ろめたささえ感じるようになりました。

しかし内部告発のようなことは絶対にやりたくありませんでした。

自分で言うのも何ですが、私は就職後も相当勉強し知識だけでなく、実験、研究に必要な技術も身につけておりました。だから会社を追われることは一向にかまわないけれど、内部告発をする人間を研究者として雇ってくれる会社、研究所は絶対にないことも分かっていたからです。

私には当時、妻と息子がいたので、生活を守るためには会社を辞めるわけにはまいりません。生活の苦労は大学院を出るまでに人並み以上に十分してきました。

サラリーマンなんて所詮《しょせん》はトイレットペーパーみたいなもの。定年になるとポイと使い捨て。そこで独立して自分で何か事業をやってみようと考えました。今流に言うと起業です。

当時、私は兵庫県伊丹市に住んでいました。何も有名なものはない街なのに、狭い面積に人間だけはたくさんおりました。妻の希望と勧めもあり、大通りの大交差点に面したビルの一室を借り、会社に在職のまま学習塾の経営を始めました。

夕方から妻が算数と国語、夜は私が数学と英語を教えておりました。

経営は予想以上に順調で講師を順次増強し、教室、教える科目も増やしていきました。

学習塾は乱塾時代でしたから、それなりのアイディアと戦略は必要でした。

学習塾の経営が安定軌道に乗ったのを見極めて、ついに会社を辞めました。

学習塾は妻と講師の先生で日常の業務はなんとか遂行でき、私は夜、数学を教えればよい状態でした。もちろん経営面、生徒募集の仕事（塾の経営にとってこれが一番重要）、進路相談、父兄との面談は私が担当しました。しかし朝から夕方まではヒマでした。

会社を辞めて2ヶ月ほどした頃、以前から私が化学物質の突然変異性に関する実験研究技術を指導していた医薬品、食品添加物、農薬などの安全性試験を主な業務とする試験研究所の所長から「ヒマならオレの仕事を手伝え」と誘われ、主席研究員として研究所に入りました。タイムカードなし。主に変異原性試験の指導とデータ、試験報告書の精査が仕事でした。

この業界でこの所長の名前と、押しの強いユニークなキャラクターを知らない者はいない大先生でしたが、かねてより私の実力を高く評価してくれ、さらに妙に気が合うところがありました。大変有難いことに、その他の会社からも研究員として誘われたものの、学習塾の仕事との兼ね合いから辞退させていただきました。

この研究所では、微生物を用いて食品添加物、医薬品、農薬その他の化学物質がＤＮＡ（核酸のこと。人のＤＮＡも微生物のＤＮＡも基本的には同じですから、微生物のＤＮＡに作用する化学物質は人のＤＮＡに作用する可能性がきわめて高い）に作用して突然変異を起こすか否か、また突然変異を起こすとすれば、その強さはどれぐらいかを調べる仕事（変異原性試験と称します）に従事いたしました。変異原性が認められる化学物質はきわめて高い確率で発ガン性、催奇形性が確認されております。

この研究所では、各種の動物による化学物質の安全性に関する研究も行っておりました。ラット、ウサギなどの動物に化学物質を投与し、解剖して病理学的検査を行うことに反対する意見もありますが、医薬品など化学物質は必要なので動物実験による安全性の確認は不可欠と考えます。

私も必死で化学物質の安全性に関する専門的な勉強をいたしました。

この研究所に勤め始めてしばらくした頃、仕事上の友人から「中堅の食品会社が化学分析や微生物検査の指導者を探しているので引き受けてもらえないか」と打診されました。

この頃、バイオ系、医療系専門学校の非常勤講師も兼務していたし、塾の収入もあり懐具合もかなりよかったので辞退させてもらいたかったのですが、食品会社の経験も悪くないのではないかと考えました。またこの友人の顔を潰すのも心苦しいところがありました。

結局、この友人の打診を受諾し、技術顧問としてこの従業員約200名（パートを含む）の食品会社に入社いたしました。

こうして学習塾、研究所、専門学校、食品会社と四足のわらじをはいた生活をしました。食品会社では研究室長として品質管理部門と新製品開発部門を主に担当。

この会社では合成着色料、合成甘味料、合成保存料は使用しないことを基本方針としました。しかし自社製品でない、いわゆる扱い商品（他社で製造した製品を仕入れて販売する商品）についてはこの基本方針は適用されませんでした。

まず人材の育成が急務でした。社長の理解もあり、研究室の人員はかなり増えたものの、基礎から教育が必要でした。最近の若い連中は厳しい指導には耐えられないようです。かなり苦労をいたしました。

会社の売り上げも順調に増えました。研究室の若い連中も高度な技術、知識が必要とされる仕事でなければ、なんとか日常の仕事はできるように育ちました。

考えてみれば小学生の時、岡山の田舎で零細農家の仕事を手伝い始めて以来、働き詰めの人生でした。何の趣味もありません。他の人よりは早くから働いた分、他の人よりは早く仕事を辞めてもよいのではないか。そんなことを考えました。

以前から断ちがたい強い望郷の念を持っておりました。息子も何とか大学を卒業し自活するようになりました。少しながらも蓄えもできました。

塾の後継者にとあてにしていた人物が2人いたのですが、彼らの家庭の事情もあり後を継いでもらえませんでした。後継者には塾という性質上、高い学力、高い見識、そこそこの人格、経営感覚（私がこれらの条件を満たしていたかは疑問ですが）を備えた人物がふさわしい。ですが彼ら以外には適任者を見つけることができませんでした。

そこで一大決心で塾を閉めることにいたしました。塾生にかかる迷惑が一番少ない時期を選んで17年間の塾経営に終止符を打ちました。私のような人間でも頼りにし、慕ってくれていた多くの塾生、その御父兄には今でも大変申し訳なく思っております。研究所も専門学校も辞めました。食品会社も社長が不在の時に社長の机に辞表を置いてきました。

故郷の岡山でしばらく静養するつもりで都会を後にしました。

幸いなことに岡山の専門学校で食品学と食品衛生学の講師の仕事がありました。週に1～2日の仕事で夏、冬、春休みがあります。待遇も予想以上によかったので、この仕事をしながら気ままに旅行でもして、しばらくのんびり暮らしたいと考えておりました。

ところが岡山に引っ越した直後に食品会社の社長から「研究室の若い連中がションボリしておる。新幹線で来れば大阪はすぐだ」と電話がありました。

予想外のことでした。私も予告なしに急に辞めたので（予告すればたぶん強く慰留され、辞められないと考えていました）、申し訳ない気持ちがありました。

「若い連中がションボリしている」という部分が妙に心に響きました。

また社長が直に電話してきているのに、もし断れば社長の顔を潰すことになる。いろいろ考えた末、社長の申し出を受諾しました。週に1回、1泊2日で出勤することにしました。

なぜ本書を書こうと思ったか

食品会社で仕事をしていると、今まで食品添加物の研究などの仕事では見えなかったものが見えてきました。

加工食品の袋の裏面などに表示してある原材料、添加物の記載について目を皿のようにして見ても分からないものがある。原材料に添加してある添加物は製品には表示しなくてもよいというのは常識（こんなことでよいと思いますか⁇）ですが、でん粉が化学合成品（光合成の間違いではありません）であっても加工でん粉とだけ書いておけばよい。

こんなでん粉がパン、麺類のような主食からケーキ、タレに至るまで広く使用されている。

それが消費者には分からない!!

このように食品、食品添加物については暗い影の部分がきわめて多いのです。

私にはそれは今にも雨が降りそうな真っ暗な夜空を、部屋の小窓から眺めた時に見える果てしなく深い暗闇のように思えます。私が食品業界で見たのは、まさに食品の闇、「食品業界の闇」でした。私はまだまだ未熟かもしれません。私は文章を書くのは決して上手ではありません。まして本を著すなんてことは。

それでも今まで食品、食品添加物などの化学物質の安全性について勉強してきた知識を持って「食品の闇の部分」に微《かす》かな光を当てることができ、いくらかでも社会に役立つことができればと思い一大決心し、この本を書くことにいたしました。

この本を書くことにより現在給料をいただいている食品会社をクビにされても、なんとか細々と生活できる状態にあるから、このような本が書けたのかもしれません。私は決して聖人君子でもなければ正義感にあふれた人間でもありません。

個々の食品や食品添加物についての批判本はたくさん出版されています。

しかし、食品について深い専門的知識を持っていると思われる人によって書かれた本は、非常に少ないと感じております。

私は本書において、従来の本のようにあの食品はダメ、この添加物はダメというのではなく、さらに一歩踏み込んで〝安全性試験を経ているのになぜダメなのか〟について解答を出しています。添加物の安全性は十分調べられているはずなのに、なぜ添加物は問題になるのか？　という皆さんの疑問はこの本を読むことで解消するものと思います。従来の食品の批判本や食品関係の専門書には書かれていない内容もかなり盛り込んであります。

この本は従来のものとはかなり内容が異なります。

私は一流の専門家だとは思っておりません。しかし食に携わってきた食業人のはしくれとして、少しでも国民の皆様の食生活、健康にお役に立てればと思います。

食品を購入する時には表だけでなく裏の表示を必ず見てください。

まえがきが長くなりました。

第3章

表示を見ても分からない添加物が多い!

第4章

添加物の安全性は本当に証明されているのでしょうか?

第5章

製造方法から添加物を見てみましょう

第6章 加工でん粉という名の合成でん粉を大量に食べている

第7章 その他気になる添加物の例

第8章 タンパク質の加水分解物は天然物か?　安全か?

第9章

合成食用油脂、精製加工油脂 ―悪魔の脂肪酸（死亡酸??）、トランス脂肪酸

第10章

添加物の隠れた危険性

登場人物

本書は主におぼろげに食品のことが分かる冗談が好きでややノー天気な主婦である菅井さん、食の専門家で管理栄養士の小林さんが読者の皆様が知りたいと思われていること、疑問に思われていることを著者である小薮に質問し、それに答えるという形式になっております。洗練されていないジョークも時々出てきますが、ガマンして読んでください。

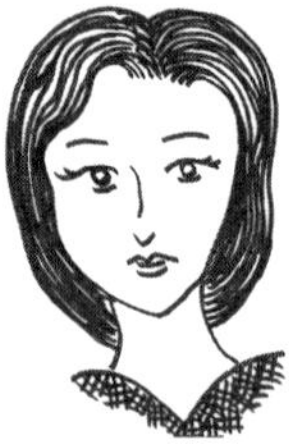

小林さん

28歳、大学の管理栄養士課程を卒業した管理栄養士。結婚し主婦業をこなしながら、管理栄養士として大学病院に勤務している。

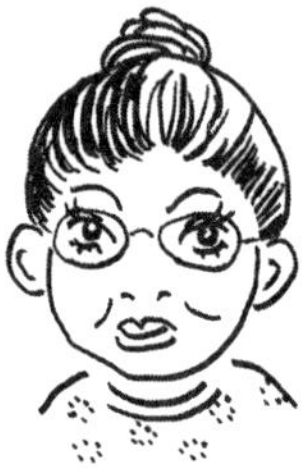

菅井さん

57歳、専業主婦、女子大の家政学部を卒業し栄養士の資格を持っているが、一度も資格を生かした仕事に就いたことはない。食品のことはおぼろげにしか理解していない。ノー天気な楽天家の好人物である。

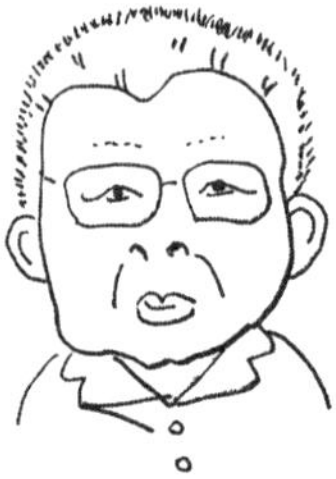

小薮さん

菅井さんの主人とはヘボ将棋の友人。この本の著者。やや肥満気味。有害なものの代表であるタバコが止められない意志の弱い人物。お酒は10年以上やめている。

小林さんと菅井さんは家が隣同士でよく気が合うためか、いつも菅井さん宅のリビングでお菓子を食べながら井戸端会議をしている。
小薮は菅井さん宅へよく出入りしている。菅井さんや小林さんともよくダジャレを言いながら非生産的な時間を過ごしている。

第1章 添加物の見つけ方

↓表《おもて》を見たら必ず裏をしっかり見ましょう

小薮　菅井さん、なんで急に添加物について知りたくなったんですか？

菅井　この間、小薮さんが添加物を含んでいる食品を食べ続けていると、骨粗しょう症になって骨がポキポキ折れて死んだり、寝たきりになったりするとか、場合によっては明日にも死ぬかもと脅かすからですよ。あれって悪い冗談ですよね？

小薮　あ～、あれですか、あれは冗談ではないです。本当ですよ。

菅井　冗談ではないって？　そのほうが怖いわ。骨粗しょう症って男性よりも女性に多くて、ゆっくり進むんですよね。私、なりたくないわ。だから添加物について知りたくなって書店で本を探したのに、添加物の研究、安全性の研究、食品の研究をした人の本が見当たらないの。それで小薮さんがこれらの経験者だということを思い出したんです。

小林 大学では塩分控えめ、血糖値対策などは学びましたが、添加物についてはほとんど勉強しませんでした。食の安全、食と健康を考えるためには、添加物の知識が必要だとつくづく思うようになりました。

写真1

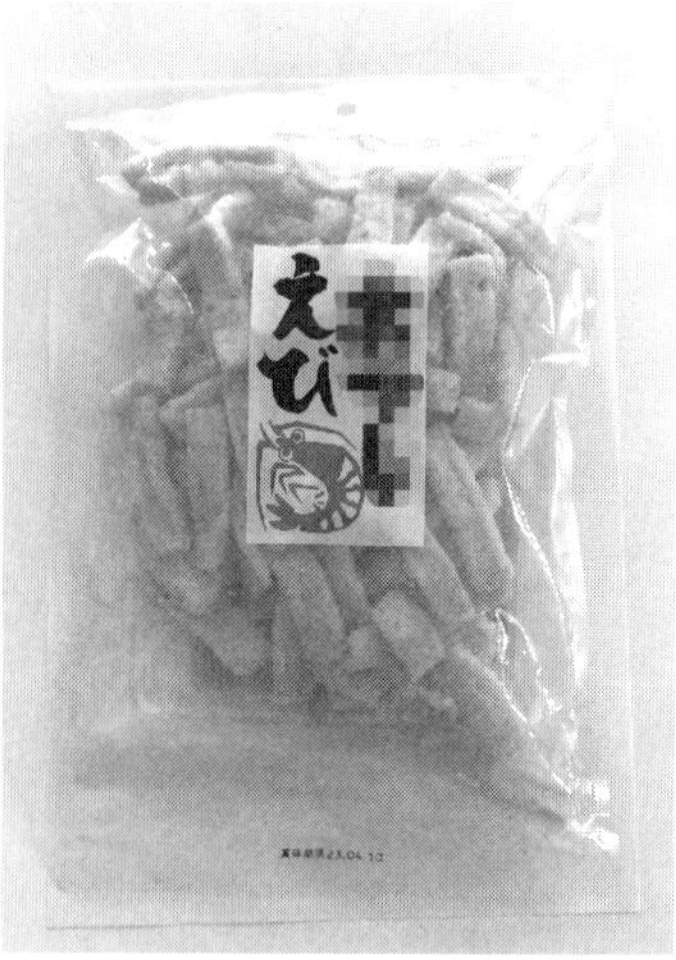

表1 あるお菓子の裏面

名称	油菓子
原材料表示	馬鈴薯でん粉（馬鈴薯（国産））、植物油、砂糖、いか、食塩、えび、オキアミエキス、粉末水あめ、えびエキスパウダー、貝エキスパウダー／**加工でん粉**、**調味料（アミノ酸等）**、**膨張剤**、**着色料（黄5、赤102）**、**酸化防止剤（V.E）**、（一部に小麦・えび・いか・大豆・ゼラチンを含む）
内容量	60ｇ
賞味期限	枠外下部に記載
保存方法	直射日光、高温多湿を避け保存してください。
製造者	○○屋製菓株式会社 東京都世田谷区110-2222 TEL　03-0000-1111

太字部分が添加物です。

小薮　菅井さん、きれいなピンク色の美味《おい》しそうなお菓子（写真1）を持ってますね。表《おもて》の美しいピンク色に惑わされて買ってしまったんですか？

菅井　このお菓子の表にも裏にも添加物なんて言葉はありませんよ。添加物が使われてるんですか？

小薮　裏を見てください。表《ひょう》（表1）があるでしょう。原材料表示の欄を見てください。〝加工でん粉〟の前に**／（スラッシュ）**が入っているでしょう。この**／**から後に書いてある**太文字の部分**が全部添加物なんですよ。

菅井　**／**を〝これ以下は添加物ですよ〟と読めばいいんですね。知らない人が多いんじゃないかしら。なぜ添加物を私でも分かるように書かないんですか？

小薮　いい質問ですね。そんなことを書いたら買う人が警戒するんじゃありませんか。売れ行きが悪くなるじゃありませんか。原材料名の下に添加物の欄を設けている場合がありますが、きわめてまれですね。

菅井　たしかにそうでしょうね。でもおかしいじゃありませんか？　加工でん粉はでん粉なんでしょ、それが添加物なんて。

小薮　ごもっとも。加工でん粉は化学合成で作られるレッキとした合成添加物なんです。これについてては、また後ほどお話ししましょうか。

小林 私も加工でん粉についてては知りませんでした。深く考えたことがありませんでした。

菅井 このお菓子には5種類もの添加物が使われてるんですね。びっくりだわ。

小薮 添加物が5種類かどうか分かりませんよ。たとえば調味料（アミノ酸等）のアミノ酸は添加物であるアミノ酸が何種類使われているか分かりません。

〝等〟に至っては、どんな添加物が何種類使われているのか見当も付きません。膨張剤、つまりふくらし粉とかベーキングパウダーってやつです。膨張剤は数種類の添加物を混ぜ合わせて作るのです。

というわけで、このお菓子に使用されている添加物の種類は5種類ではなく相当な数であることがお分かりになりましたか？

菅井 分かりました。全然知りませんでした。目から鱗《うろこ》が飛んでいきました。知らないって怖いですね。

↓食品は表《おもて》だけでなく必ず裏の原材料表示を見ましょう

小薮　このお菓子（写真1）は表に赤いエビの絵があり、お菓子はきれいなピンクのエビの色。この色香に惑わされて買ってしまったんです。
　裏面の原材料を見ると、このピンク色は着色料によるものだということが分かります。エビに含まれている色とは、まったく別物ですよ。合成着色料である黄5と赤102を混ぜて、このきれいな色を出しているのです。

菅井　合成着色料って体によくないんですよね？

小薮　合成着色料は問題です。これについても後で詳しくお話ししましょう。

菅井　もう1つ持ってきたんですけど、これ（写真2）。

小薮　中身はほとんど柿の種ですね。表《おもて》に大きく〝自然

写真2

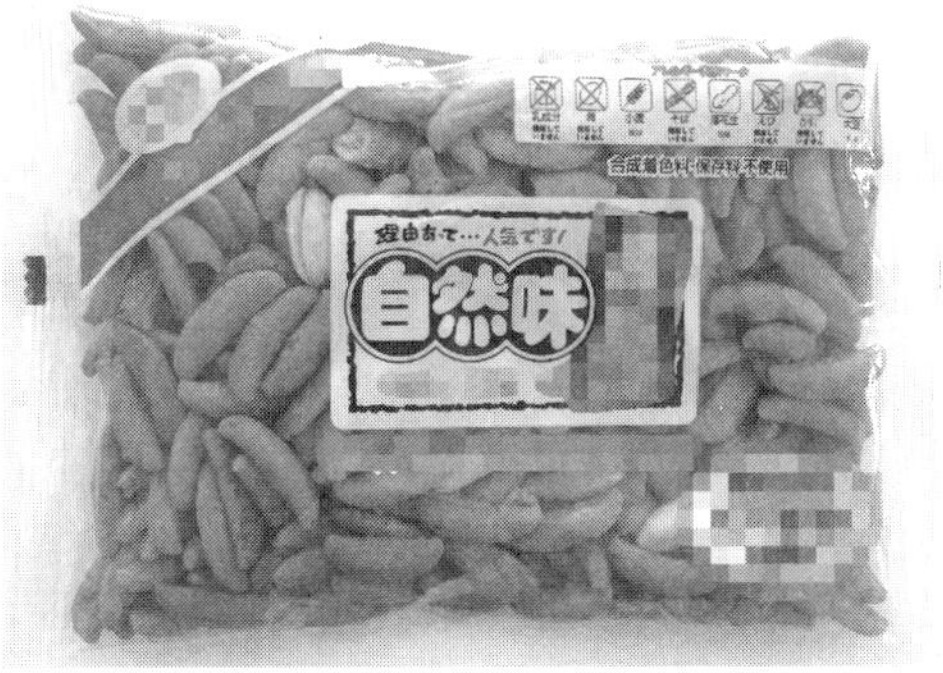

味〟と書いてあります。これに惹《ひ》かれたんでしょう。

菅井　まあ、自然の味ですから安全そうな感じがして。うちの主人がビールのおつまみとして好きなもんで。私もついついつまんでしまうんですけど。

小薮　では裏（表2）を見てください。

菅井　あ！　添加物がイッパイ。これにも加工でん粉が。

小薮　この菓子は決して〝自然味〟ではありません。菅井さん、柿の果肉の中の本物の「柿の種」を食べたことがありますか？　私は田舎で育ちましたが、誰も食べませんでした。美味しかったら食べたはず。

表2　自然味のお菓子の裏面

名称	菓子
原材料表示	柿の種（国内製造（でん粉、米、しょうゆ、砂糖、デキストリン、食塩、タンパク加水分解物、香辛料、かつおエキス、植物油脂））、バタピー（落花生、植物油脂、食塩）／**加工でん粉、調味料（アミノ酸等）、着色料（カラメル、カロチノイド）、香辛料抽出物**、（一部に落花生・小麦・大豆を含む）
内容量	120g
賞味期限	枠外右上に記載
保存方法	直射日光・高温多湿を避けて保存してください。
加工者	○○ピーナツ株式会社 東京都練馬区111-2222
販売者	株式会社トポトポ 大阪市川口区11-0000

／の後、加工でん粉以後が添加物です。

菅井 このお菓子の柿の種の味は、添加物である調味料（アミノ酸等）や香辛料抽出物によるんですね。

小藪 そうなんですよ。それだけではなさそうです。添加物ではないんですが、問題が多いタンパク加水分解物も味に関係しています。ですから決して〝自然味〟とは言えません。

小林 こんな文句に騙《だま》されて買ってはいけません。

小藪 タンパク加水分解物って問題なんですか？

菅井 問題がありますよ。私は添加物にするべきだと主張しているんですが、これについても後でお話ししましょう。

添加物がどこに書いてあるのかについては、よく分かりました。食品を買う時は表《おもて》だけでなく、裏を必ず見ることが大事だということもよく分かりました。

うちのダンナは私が与える食べ物は何の疑いもなく食べるんです。長く健康で働かさなくちゃ。そのためには私がもっと勉強しなくちゃいけませんね。子供のためにも私の責任は非常に重いんですね。そのことも分かりました。

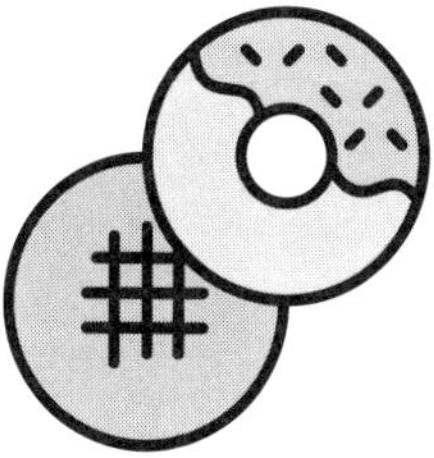

第2章 ところで添加物っていったい何ですか？

いくら読んでも分からない添加物の定義

菅井　ところで添加物って何ですか？　分かったような、分からないような。

小薮　分からなくて普通です。安心してください。添加物は食品衛生法という法律に定義みたいなものがあるんです。これですよ。読んでみてください。

菅井　全然分かりませ～ん。私、頭悪いから。

> 食品衛生法第四条二項
>
> この法律で添加物とは、食品の製造の過程において又は食品の加工若しくは保存の目的で、食品に添加、混和、浸潤その他の方法によって使用する物をいう。

小薮　菅井さんの頭が悪いってことではありません。私も分かりません。この条文を作った人の頭が悪いんです。**国民に知らせようという心もない**ですね。

菅井　分かりやすく教えてもらえませんか？　食品関係の学校で教えておられたんでしょう。

小薮　この条文を分かりやすく説明することはできませんが、添加物とはどのようなものかについてはお話しできます。

厚労省が作っている添加物の名簿があるのです。この名簿に記載されているものが法令上の添加物です。この名簿は4種類あるんですが、特に重要な指定添加物リストと既存添加物名簿についてお話ししましょう。

↓指定添加物　既存添加物とは？

菅井　ちょっと待ってください。指定添加物、既存添加物って何ですか？

小薮　分かりにくいですね。わざわざ分かりにくくしたんですから。前は化学合成添加物、天然添加物と呼んでいたものです。ただし消費者の食に対する安全性への関心が高まってきて、合成添加物と呼べば、消費者が警戒するようになったのです。
　そこで業界やお役所のお偉いさんが鳩首凝議《きゅうしゅぎょうぎ》（集まって話し合うこと）を重ねた末、考え出したのが指定添加物、既存添加物という言葉です。平成7年頃です。
　しかも食品の包装には化学合成添加物とか天然添加物とかいう言葉は書かないようにというお達しまで出したのです。

菅井　さすがに東大出が多い役所。頭いいですね。

小薮　もっと消費者のためになるように頭を使ってもらいたいですね。指定添加物とは、厚労大臣が食品に使用してもよいと定めた添加物です。主に化学合成添加物です。令和5年現在474種類あります。既存添加物とは化学合成添加物以外の添加物です。
　分かりやすく言えば天然物由来の添加物です。357種類あります。

菅井　それでは474＋357＝831、合計831種類の添加物があるんですね。たくさんありすぎ。ビックリだわ。

別に合成香料という添加物が!! 信じられない数

小薮 これでビックリしてはダメです。別に合成香料という添加物があるんですよ。なんとその数たるや**3284種類!!**

菅井 ブッタマゲ。まさに色香で消費者を誘惑するわけですね。小薮さんは香水の匂いをプンプンさせているきれいな女性がいれば、すぐ惹きつけられていくんでしょう。

小薮 まあそれは置いといて、昔からあるんですよ。たとえば松茸《まつたけ》の味ってやつ。あれは松茸の匂いがする香料なんです。私の育った家は貧しかったから、秋になると弁当のおかずは焼き松茸だけ。弁当のごはんの上に松茸がびっしり。

小林 それってメチャ贅沢《ぜいたく》なんでは?

小薮 私が山でとってきた松茸ですからタダ。今では食品用だけでなく洗剤にも化粧品類にも香料が使われています。香害ということばもあります。香害について真剣に取り組んでいる団体もあります。私もその団体に頼まれて講演したことがあるのです。

小林 たしかに匂いで気分が悪くなることがあります。

第3章 表示を見ても分からない添加物が多い！

↓表示を見て分かる添加物は少ない

菅井 食品の裏面の表示を見れば添加物は分かるんですよね？

小薮 少しは分かりますが、分からないと思います。油菓子の表示をもう一度見てください。
この表の中で調味料の「アミノ酸等」とあります。ただアミノ酸というのはたくさん種類があるわけです。この表示ではいかなるアミノ酸か分かりません。
さらに〝**等**〟に至ってはサッパリ分かりません。そもそも膨張剤といっても、どのような物質なのか分かりませんよね。

小林 私、膨張剤というのは分かりますよ。ふくらし粉とかベーキングパウダーとかです。炭酸水素ナトリウムですよね。加熱すると炭酸ガスを発生させて膨らませる。

小薮　そうなんですが、それ以外にいろいろな化学物質が含まれているんです。膨張剤、香料、イーストフードなどは一括名での表示が許されているんです。この場合、物質名は書かなくてよいことになっています。ですから**サッパリ分かりません**。

　裏面の表示を見ても分からない添加物が多いのです。そこで添加物の表示についてお話ししましょう。

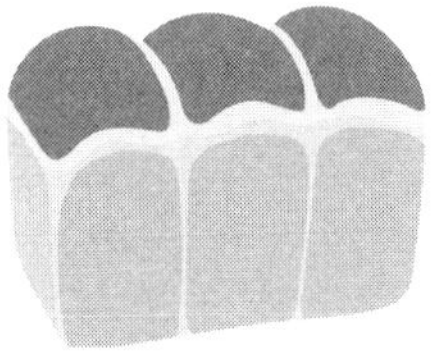

表1　あるお菓子の裏面

名称	油菓子
原材料表示	馬鈴薯でん粉（馬鈴薯（国産））、植物油、砂糖、いか、食塩、えび、オキアミエキス、粉末水あめ、えびエキスパウダー、貝エキスパウダー／**加工でん粉**、**調味料（アミノ酸等）**、**膨張剤**、**着色料（黄5、赤102）**、**酸化防止剤（V.E）**、（一部に小麦・えび・いか・大豆・ゼラチンを含む）
内容量	60g
賞味期限	枠外下部に記載
保存方法	直射日光、高温多湿を避け保存してください。
製造者	○○屋製菓株式会社 東京都世田谷区110-2222 TEL　03-0000-1111

太字部分が添加物です。

簡略名での表示が添加物の名前を分かりにくくしている

小薮 添加物は法令上物質名で表示するのが原則です。たとえばグリシン、ソルビン酸というようにです。しかし物質名そのもので表示している場合は少ない。その原因は簡略名での表示が認められているからです。たとえば油菓子の表（表1）に記載されている着色料（黄5、赤102）。黄5というのは、正式名称を食用黄色5号というんですが、略した簡略名である黄色5号とか黄5という表示が認められています。黄色5号には別に黄色5号アルミニウムレーキというややこしい物質もあるのに、その場合でも表示は黄5だけでよいのです。赤102も同じです。

菅井 他にはないんですか？

小薮 イッパイありますよ。たとえば表（表1）の**加工でん粉**。加工でん粉として認められているのはアセチル化架橋でん粉、ヒドロキシプロピルでん粉など12種類もあります。ただし、どれを使用していても加工でん粉とだけ表示しておけばよいのです。

小林 3種類の加工でん粉を使用していてもですか？

小薮 そうです、3種類であろうが5種類であろうが加工でん粉とだけ書いておけばよいのです。複数の添加物をまとめて1つの簡略名でよいというのは、たしかにおかしいと思います。

菅井 なぜ正直に正確に記載しないんですか。食品の表示って消費者に対する情報公開でしょ。なぜ消費者が分からないように表示するんですか？

小薮 業界やお役所の見解は正式な物質名で表示すると、名前が長くなり表示するスペースが不足するからとかなんとか言ってますが。

菅井 それはおかしいのでは。表示するスペースはあります。スペースを工夫すべきでしょう。

小薮 正論です。私もそう思います。**簡略名での表示が認められている添加物の一部**を表（表3）にしておきました。

表3 **簡略名が許されている添加物の例**

簡略名	品名（物質名）
BHA	ブチルヒドロキシアニソール
CMC	カルボキシメチルセルロース
V・B1	ジベンゾイルチアミン塩酸塩、チアミンナフタレン1.5ジスルホン酸塩など
加工でん粉	アセチル化アジピン酸架橋デンプン、アセチル化酸化デンプン、アセチル化リン酸架橋デンプン、オクテニルコハク酸デンプンナトリウム、酸化デンプン、酢酸デンプン、他計12品目

菅井　頭痛くなりそう。

小薮　菅井さんがうんざりしそうなので、ごく一部だけにしました。しかし簡略名でなく物質名といいますか、本名で書いてあったら、かなり消費者は警戒するでしょう。

菅井　本名で書かれていても簡略名で書かれていても、素人にはほとんど分かりません。だけど物質名、つまり本名で書かれていると警戒はします。

小薮　私もそう思います。次に行きましょうか。

➡用途名と物質名の併記による表示

小薮　表示についてです。添加物を何の目的で使うか、つまり用途と添加物の名前の両方を併せて表示する場合があります。**用途名と物質名の併記**といいます。

菅井　それなら少し分かりやすいのでは？

小薮　さてどうでしょうか。すべての添加物についてではありません。次の表（表4）の11種類です。

菅井　なんだか複雑で難しい。防腐剤は入ってないんですね。

小薮　防腐剤というのは法令にはありません。保存料となっているのです。この表4について簡単に説明しておきましょう。添加物の理解に欠かせませんから。

①保存料

微生物にはカビ、酵母（イースト）、細菌、リケッチャ、ウイルスがあります。

リケッチャは病気では問題になりますが、食品では問題になりません。ウイルスのうちノロウイルスは食中毒を起こします。ウイルスは生きている細胞の中でしか増殖しません。ですから普通の加工食品では問題になりません。

表4　用途名と物質名の併記が必要な場合

用途名	物質名の併記の例
保存料	保存料（ソルビン酸）
着色料	着色料（赤3）
甘味料	甘味料（サッカリンNa）
発色剤	発色剤（亜硝酸Na）
酸化防止剤	酸化防止剤（BHA，BHT）
防かび剤または防ばい剤	防かび剤（TBZ）
漂白剤	漂白剤（亜硫酸Na）
増粘剤	増粘剤（キサンタン）
安定剤	安定剤（CMC）
ゲル化剤	ゲル化剤（ペクチン）
糊料	糊料（アルギン酸Na）

「食品添加物用語の基礎知識　第三版　小薮浩二郎　笑がお書房」より引用

普通の食品で問題になる微生物はカビ、酵母（カビと酵母を真菌という）と細菌（バクテリアという）です。俗にバイ菌というのはカビのことでしょう。

微生物が繁殖（増殖）すれば食品が腐ったり、食中毒を起こしたりします。

微生物の繁殖を防ぐ手段としては真空包装、脱酸素剤の封入、レトルトのような高温処理、冷凍などがあります。ケーキなどは真空包装では売れません。

保存料は製造の過程で混ぜ込めばよいわけですから、特別な製造設備が必要ではありません。ですから安易に使用されるのです。

保存料としては次のようなものがあります。

＊ソルビン酸およびそのカリウム、カルシウム塩

麺類、かまぼこ、はんぺん、さつま揚げ、ちくわ、ハム、ソーセージ、ウインナー、パン、漬物類、佃煮、みそ、マーガリン、魚介乾燥品、その他

＊安息香酸とそのナトリウム塩

清涼飲料水、しょう油、マーガリン、その他

＊プロピオン酸およびそのナトリウム、カルシウム塩

チーズ、パン洋菓子

＊デヒドロ酢酸ナトリウム
チーズ、バター、マーガリン
＊ナタマイシン（ピマリシンともいう）
ナチュラルチーズ
＊しらこたん白（しらこ、核たん白、しらこたん白抽出物ともいう）
かまぼこ、ちくわなど魚肉練り製品、ロールケーキ、パン、おもち、麺類など
＊ポリリジン（ポリリシン、ε-ポリリジン、ε-ポリリシンともいう）
ご飯、炊き込みご飯、蒸しパン、粒あん、ホイップクリーム、寿司ネタなど
＊パラヒドロキシ安息香酸エチル、パラヒドロキシ安息香酸ブチル、パラヒドロキシ安息香酸イソブチル、パラヒドロキシ安息香酸プロピル、パラヒドロキシ安息香酸イソプロピル（パラヒドロキシはパラオキシともいいます）。パラベンともいいます。
しょう油、果実ソース、酢、清涼飲料水、など。パラベンと称して化粧品や歯磨き粉にも使用。この方面での使用は多い
＊ヒノキチオール（ツヤプリシンともいう）。ヒノキから抽出したもの。
菓子類、生鮮食品の包材、敷物など

②防かび剤または防ばい剤（黴：カビまたはバイと読む）

防かび剤は主に輸入物の農産物にカビが繁殖するのを防ぐ目的で使用されます。この点で保存料と異なります。外国で収穫され、日本のお店に並ぶまでに長い時間がかかるので、その間に腐敗するのを防ぐために使用されるのです。

バナナ、オレンジ、レモン、キウイ、リンゴ、西洋梨などに使用されます。包装に表示するのが原則ですが、バラ売りの場合には、ポップなどで使用されている防ばい剤の名前を知らせるように指導されていますが、どれだけ守られているか心配です。

果物ごとに使用される防ばい剤が決められています。防ばい剤は普通の添加物に比べ毒性が激しい。

＊ＯＰＰ（オルトフェニルフェノール）およびＯＰＰ-Ｎａ（ナトリウム塩）

かんきつ類

＊イマザリル

かんきつ類（みかんを除く）、バナナ

＊アゾキシストロビン

かんきつ類（みかんを除く）

＊ジフェニル

グレープフルーツ、レモン、オレンジ類

＊チアベンダゾール

かんきつ類、バナナ

＊フルジオキソニル

おうとう、アンズ、スモモ、ネクタリン、もも、ざくろ、西洋梨、ビワ、りんご、マルメロ、キウイ、かんきつ類（みかんを除く）

＊ピリメタニル

あんず、すもも、ネクタリン、おうとう、もも、かんきつ類（みかんを除く）、西洋梨、マルメロ、りんご

菅井　いろいろあるんですね。これって覚えなければダメなんでしょうか？

小薮　全部覚えなくてもかまいませんが、海外産の果物類を買われるなら、何らかの表示をしっかり見ることは必要です。**皮を剥《む》いて食べれば危険性は減ります。**

菅井　国産なら大丈夫ですよね？

小薮　そうでもないんです。別の問題があるのです。栽培時に農薬を使用するからです。いわゆる**残留農薬の問題**があります。

菅井　そんなこと言ってたら、食べる果物がないじゃありませんか。

小薮　そうでもないんですよ、無農薬、減農薬の果物があります。オーガニックです。少し高いですが。

菅井　オーガニックね、聞いたことがありますが、あれって懐に有害（笑）。

小薮　次に甘い話にいきましょうか。

③甘味料

甘味は非常に好まれる味です。そのためか、いろいろな合成甘味料（人工甘味料）が開発されてきました。その一方で禁止になったものもあります。決して「甘い話」ではありませんでした。発ガン性が問題になりズルチン、サイクラミン酸ナトリウム（チクロ）が禁止になりました。サッカリンもネズミで膀胱《ぼうこう》ガンを起こすことが明らかになり禁止されました。ところがその後、発ガン性は添加物であるサッカリンに含まれていた不純物によるものであるということで復活しました。しかし不安は残ります。

＊サッカリンおよびサッカリンナトリウム、サッカリンカルシウム（平成24年に添加物として指定されました）

甘味度：砂糖の２００～４００倍

サッカリンは水に溶けにくいためガムに使用する程度。

サッカリンナトリウム、サッカリンカルシウムは水に溶けやすい。菓子類、漬物、アイスクリーム、佃煮、シロップ、乳飲料、清涼飲料水などに使用。

＊スクラロース

砂糖は英語でスクロース。スクラロースは砂糖ではありません。合成甘味料です。きわめて紛らわしいですね。スクラロースはサッカリンと同じように合成甘味料（人工甘味料）なのです。合成添加物です。

消費者が砂糖と間違うことをひそかに期待して命名したとは思いたくありません。間違わないようにしましょう。

甘味度：砂糖の５００～６００倍

スクラロースは法令上あらゆる食品に使用できます。

たとえばチューインガム、菓子類、生菓子、ジャム、乳飲料、清涼飲料水、その他の飲料水、カマボコなどの水産練り製品、天ぷら、フライ類、あん類、珍味食品、その他の食品に使用されています。

清酒、合成酒（発酵させていないお酒。アルコールと水その他を混ぜ清酒に似せて作ったもの）、果実酒、雑酒（発泡酒と考えてください）にも使用できます。

＊アセスルファムカリウム

甘味度：砂糖の１３０〜２００倍
あらゆる食品に使用できます。他の甘味料と混ぜて使用されている場合が多い。

＊アスパルテーム

アミノ酸が２つ結合したものですが端の方がメチルエステルになっており天然にはないものです。不純物の問題が不安を誘います。
甘味度：砂糖の２００倍
砂糖に近い甘さなので非常によく使用されています。
甘味料（アスパルテーム、L-フェニルアラニン化合物）という珍しい表示がしてあります。L-フェニルアラニン化合物だから、フェニルケトン尿症の人は注意してくださいという意味です。

小薮　私は人工甘味料という言葉を使うように心がけています。なぜでしょう？

小林　分かりません。なぜですか？

小薮　**合成甘味料を略すとゴウカン**、あまり使いたくないです。それはさておき本論に。

その他に2007年12月、アスパルテームの改良型でネオテームなる人工甘味料が許可（正式には指定といいます）されました。砂糖の約1万倍の甘さを持ちます。薄めて舐《な》めてみたところ、アスパルテームより味が悪いように思えました。

さらに改良されたのが2014年に許可（指定）されたアドバンテーム。砂糖の1万4000〜4万8000倍の甘さです。

私の知る限りでは**〝世界最強の甘味料!!〟**です。私も合成した経験があるのですが、アミノ酸を原料とする化学合成は技術的に難しい面があるのです。よくぞ安価に合成したと、技術の素晴らしさには拍手を送ります。

しかし、こんな甘味料を合成する技術、能力があるのなら、その能力をガンやアルツハイマーに効く薬とか、多剤耐性菌（どのような抗生物質も効かない）に有効な抗生物質の合成など、人が喜ぶような研究に使ってほしいものです。

人工甘味料は食べても大丈夫なのですか？

小林 人工甘味料って長期間摂取しても大丈夫なんですか？

小薮 お話ししたとおり戦後、ズルチン、サイクラミン酸ナトリウム（チクロとも）が、使用禁止になりました。人工甘味料は**使用禁止と新しい甘味料の開発の歴史**であります。サッカリンも1973年に発ガン性が問題になって禁止となりました。その後、再許可になったんです。スクラロースに関してはフライのような高温では別の物質に変わることが判明しております。

専門的になって申し訳ないのですが、スクラロースの分子から塩素原子が離脱するのです。こうしてできた物質について添加物メーカーは安全だとしきりに主張していますが……。この問題は国会でも取り上げられたものの結局、ウヤムヤになって終わりました。苦々しく思いました。

菅井 ほかには何かないんですか？

小薮 平成25年5月10日にNHKニュースや次の日の朝刊で人工甘味料であるキシリトールな

どの**甘味料によるアレルギー**が大きく報道されました。キシリトールは安全性に関してまったく問題がないというのが業界の常識でした。私もこの報道には驚かされました。まったく予想外でした。

いつ何が起きるか分からない！　これが食品添加物であります。

話が少し専門的になり菅井さんも読者もウンザリ……。

用途名と物質名との併記については、表に書いてある用途名だけでも頭に入れて食品を購入する際に参考にしていただければ嬉しいです。

食品表示を見ても、どれが指定添加物（合成添加物）で、どれが既存添加物（天然添加物）かは分かりません。

↓添加物の名前をカムフラージュする一括表示って何？

小薮　添加物の表示には一括表示というのがあります。これがまた**クセもの**なんです。

小林　一括表示というのも分かりにくいですね。

菅井　一括表示というのは何ですか？

小薮　たとえば食品の裏側に書いてある原材料表示をよく見てみると、〝調味料（アミノ酸等）〟とか〝乳化剤〟とか書いてあります。これが一括表示です。こうすれば具体的にどのような物質が添加されているのか表示しなくてもよいのです。いろいろな**合成添加物をカムフラージュ**するには最適です。一括名による表示が許されている添加物については表5を見てください。

表5　一括名の表示が許されている添加物

一括名	用途
かん水	中華めんの製造
香料	香りをつける、香りの増強
イーストフード	イースト（酵母菌のこと）の栄養
ガムベース	チューインガムの基材
酵素	お茶の濁りをとる、糖の分解、その他いろいろ
酸味料	酸味をつける
調味料	うま味などの味付け、味の増強、調整
乳化剤	食品の乳化、起泡、消泡
豆腐凝固剤	豆乳を固めトーフを作る
苦味料	苦味（にがみ）をつける、苦味の増強
pH調整剤	pHを適正に保つ
膨張剤	ガスを発生させ生地を膨らませる
光沢剤	艶（つや）を与える
軟化剤	チューインガムの軟らかさを保つ

「食品添加物用語の基礎知識　第三版　小薮浩二郎　笑がお書房」より引用

小林 食品に使用した添加物の表示は、その物質名で表示するのが原則ですよね。その原則から逸脱したのが**一括名での表示**です。物質名でもむずかしいのに、さらに分かりにくくしている。

菅井 こんな表示をされたら、どんな物質が含まれているのかサッパリ分からないじゃありませんか。どう考えても消費者に向いた表示方法とは思えません。ところで調味料とはいわゆる〝化学調味料〟、または〝人工調味料〟と考えてよろしいのですか?

小林 そう考えてよいと思います。

小薮 この〝アミノ酸等〟の意味を〝アミノ酸〟と〝等〟に分けて説明しましょう。〝アミノ酸〟として量的に多いのは、グルタミン酸ナトリウムです。それ以外にアラニン、グリシン、アスパラギン酸などいろいろなアミノ酸が含まれていても一括して、〝アミノ酸〟という表示だけでよいのです。どのようなアミノ酸が含まれているのか私にもさっぱり分かりません。

これらのアミノ酸の中にはDL-トリプトファン、DL-トレオニンなど人の身体には含まれていないアミノ酸もあります。人体に含まれているアミノ酸はL-トリプトファン、L-トレオニンなどのL型です。これらのアミノ酸は合成化合物や微生物を利用して作ったものです（注）合成化合物、微生物を利用して作ったものの危険性については本書の後半に述べてあります）。

〝等〟に含まれる物質としてコハク酸2ナトリウム、酢酸ナトリウムなどのいろいろな有機酸類、いろいろな核酸系物質、リン酸水素2カリウム、リン酸3ナトリウムなどの無機塩類があって、ほとんどが**合成化合物**です。

菅井 〝等〟って便利な言葉ですね。調味料〝アミノ酸等〟と書いてあると、なんだか安全そうに思える。ですが、その裏にはアミノ酸以外のいろいろな**化学物質が隠されている**。なんだか非常に怖いです、不気味です。やはり何が添加されているのか私でも分かるように表示してもらいたい。

小林 調味料〝アミノ酸等〟、さらに有機酸類、核酸系物質、無機塩類についてもいろいろ問題がありそうです。

小薮 そのとおりです。しかしそれらについてすべてお話しすると非常に長くなってしまいますから、またの機会にしましょう。要するに食品業者にとって非常に都合のいい「一括表示」という深い闇の中に、さまざまなわけの分からない物質が隠されているんです。

お菓子、パン、ケーキ、ショートニング、アイスクリーム、豆腐などに表示している

菅井　乳化剤についても一括表示が認められているんです。私が好きなケーキにもですか。健康に良いと言われているので毎日食べているお豆腐にもですか？

小薮　そのとおりです。〝乳化剤〟と表示してあれば、舌を噛《か》みそうなうえに聞いただけでも頭が痛くなりそうな名前の、

ソルビタンエステル、
ポリグリセリン縮合リシノレイン酸エステル、
グリセリン酢酸脂肪酸エステル、
グリセリン脂肪酸エステル、
ショ糖酢酸イソ酪酸エステル、
ショ糖脂肪酸エステル、
プロピレングリコールエステル

などの**合成乳化剤**が含まれていると考えて購入してください。これらの化学物質が何種類使用されていても、単に〝乳化剤〟とだけ表示しておけばよいのです。

これらのややこしい名前は決して覚える必要はございません。知らないうちにややこ

しいわけの分からない化学物質をたくさん食べさせられていること、食べても大丈夫なのかなと思っていただければ十分です。もちろん私もどれとどれがどれだけの量含まれているのか分かりません。添加量の規制はありませんから、**いくら添加してもよい**ことになっています。食品会社の人はたぶん知っていますが。

菅井 ついでにお聞きしておきたいのは、パンに使用しているイーストフードって何ですか？毎日食べているからとても気になるんです。

小薮 食パンや豚まんなどでよく見かけますね。イーストとは酵母のことです。酵母が増えると炭酸ガスを発生します。この炭酸ガスなどでパンのスポンジ状の穴ができるのですよ。イーストフードは酵母のエサとして加えるわけです。

イーストフードとして、

塩化アンモニウム、グルコン酸ナトリウム、リン酸一水素カルシウム

など16種類が認められています。たとえばこれらのうち塩化アンモニウム、グルコン酸ナトリウム、リン酸一水素カルシウムの3種類が使用された場合、食パンには〝イーストフード〟とだけ書いておけばよいのです。メーカーには非常に都合がよい制度です。パンを作っている現場の人間も、自分が生地に添加しているイーストフードが**実際に**

どのような合成添加物か知らない場合が多いようです。イーストフードを使用しなくてもパンは作れます。最近はイーストフードを添加していないパンが目につくようになりました。いい傾向だと思います。

菅井 大変参考になりました。明日からはイーストフードは使われていないパンを買うようにします。参考までにお伺いしておきたいのが、一括表示には調味料、乳化剤、イーストフード以外にどんなものがあるんですか？

小林 私の知っている範囲では、チューインガムのガムベース、中華めんなどに使うかん水、苦味料、各種の酵素、食品につやを与える光沢剤、各種の香料、酸味料、軟化剤、pH調整剤、パンや菓子などに使われる膨張剤、豆腐用の凝固剤があります。

小薮 さすがに小林さん、よく勉強しておられます。豆腐用の凝固剤についてはあまり問題ないと思いますよ。ついでに付け加えると豆腐の場合、消泡剤が添加されていないものを選ぶことです。一括名による表示が許されている添加物については表5を見てください。

菅井 うわ～、一括表示のものがそんなにたくさんあるんですか。これらひとつひとつについて、やはり調味料のように多くの問題があるのですね。それでは私たち一般消費者はどうすればよいのでしょうか？

小薮　一括表示のあるものには、いろいろな添加物が含まれていると考えておくべきです。このようなことをよく知ったうえで買うか、買わないか、たくさん食べるか、たくさん食べないようにするか判断したらよいのではないでしょうか。

私もまったく添加物が含まれていないものばかり食べているわけではありません。しかし添加物が含まれていない食品を選ぶように心がけています。一括表示のすべてについて問題点を挙げてお話ししようとすれば夜

表5　一括名の表示が許されている添加物

一括名	用途
かん水	中華めんの製造
香料	香りをつける、香りの増強
イーストフード	イースト（酵母菌のこと）の栄養
ガムベース	チューインガムの基材
酵素	お茶の濁りをとる、糖の分解、その他いろいろ
酸味料	酸味をつける
調味料	うま味などの味付け、味の増強、調整
乳化剤	食品の乳化、起泡、消泡
豆腐凝固剤	豆乳を固めトーフを作る
苦味料	苦味（にがみ）をつける、苦味の増強
PH調整剤	PHを適正に保つ
膨張剤	ガスを発生させ生地を膨らませる
光沢剤	艶（つや）を与える
軟化剤	チューインガムの軟らかさを保つ

「食品添加物用語の基礎知識　第三版　小薮浩二郎　笑がお書房」より引用

が明けてしまいます。

菅井　まあ小薮さんが先に眠ってしまうでしょうがね（笑）。

小薮　まだ大丈夫ですから、もう少しお話ししておきましょう。一括名はその用途から外れた使用は認められないのに実際には乳化剤はパン、ケーキなどの品質保持に、pH調整剤は微生物の増殖抑制に堂々と使用されています。問題になったことはありません。

小林　それって**用途の偽装**になるんじゃありませんか？

小薮　そう思いますが、問題になったことはありません。不思議です。

まとめ

食品に使用した添加物は原則としてその物質名、もしくはその簡略名で表示するのが原則です。

しかし類似の性質、作用、効果を持つ複数の添加物を組み合わせて使用する場合、それぞれの添加物名を記載するとなるとそれなりのスペースが必要です。そこでこのような場合には個々の添加物名を表示するのではなく、ひとまとめにして（一括して）表示してもよいことになっています。これが一括名による表示、または一括表示です。

何でもかんでも一括表示ができるわけではありません。

一括表示することができる添加物は決められております。自分で勝手に決めることはできません。そんなことをしたら消費者庁から叱られます。

しかし消費者の立場からは食品の表示は消費者に対する重要な情報提供であること、添加物は正式な物質名で記載すること、といった原点に立ち返ることが必要ではないでしょうか？

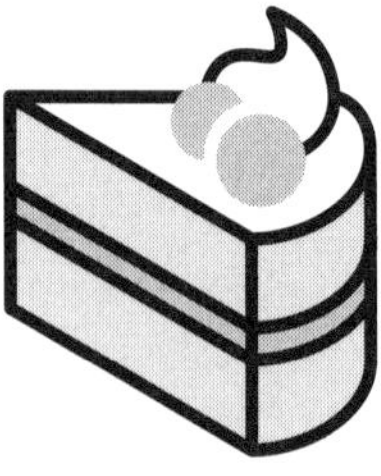

第4章

添加物の安全性は本当に証明されているのでしょうか？

安全性はキッチリ証明されているというのは本当でしょうか？

食品添加物の安全性試験

まず基礎知識として安全性の証明方法（毒性試験）について説明しておきましょう。

①急性毒性試験
②慢性（長期）毒性試験
③繁殖試験
④催奇形性試験
⑤微生物を用いた変異原性試験（この試験で陽性の物質は発ガン性がある可能性がきわめ

て高いと考えられます）

などがあります。

これらの試験のうち①〜④は添加物をエサに混ぜてラットなどの実験動物に食べさせる実験です。〝エサ〟と〝実験動物〟という言葉は覚えておいてください。

①急性毒性試験

実験動物に調べたい物質をいろいろな量で1回だけ投与しその動物の半数が死亡する量を求めるのです。この量のことを半数致死量とかＬＤ50（50％致死量）と言います。

この値は体重1kg当たりのmg（ミリグラム）数で表します。

②慢性（長期）毒性試験

実験動物に生涯（1年半など）にわたって連続投与し毒性を調べる実験です。調べたい物質をエサに混ぜて投与します。投与期間中に体重の変化などを調べます。投与終了後に解剖し、各臓器の異常や変化を調べ、肝臓などすべての臓器について組織切片を作成し顕微鏡で組織細胞学的検査を行います。この試験で実験動物における最大無作用量を求めます。生涯にわたって実験しますから発ガン性試験にもなっています。ラットの場合、1年半頃から調べたい物質を混ぜていないエサの群（対照群）でもガンの発生がかなり認められます。

③繁殖試験

調べたい物質を長期間投与しながら交配、妊娠をさせ2代、3代にわたる影響を調べます。

④催奇形性試験

調べたい物質を妊娠中の実験動物に一定期間投与し胎児の骨格、外形、死亡などを調べる試験です。

分かりやすく言えば形態的異常を確かめる試験です。

⑤微生物を用いた変異原性試験

特殊なサルモネラ菌などを用いて遺伝子に変異を起こさないか否かを調べる試験。陽性の判定であれば染色体異常試験を行います。動物実験の前に行うのが普通です。

この試験で陽性の物質は発ガン性の可能性があると考えられます。

蛇足 私（著者）は主席研究員として変異原性試験に携わりましたが、この試験で陽性であれば食品添加物としての開発は断念しました。

↓人間での安全性は調べられていない!! この点が医薬品の場合と大きく異なる

菅井 へ〜、これだけたくさんの試験を行っているわけですから、添加物の安全性は十分証明されているように思えます。

小薮 そうでしょうか？　肝腎要《かんじんかなめ》なことが抜けていませんか？　添加物の安全性に関するいろいろな試験は、あくまでも〝人間〟以外の〝実験動物〟に添加物を〝エサ〟に混ぜて食べさせて行ったものなのですよ。

人間は実験動物ではありませんね。菅井さんはラットと違いますね。シッポがないでしょう？

菅井 シッポはありませんよ。一応人間ですから。

小薮 ご主人から時折、角《つの》が出るようには聞いておりますけど。添加物のような化学物質の動物に対する作用は、動物（人間も動物）の種類により大きく異なります。分かりやすい例をあげればフグは猛毒を体内に持っていますが、この毒でフグは死にません。人はこの毒で死にます。羊は1万円札を食べて生きていけても、人は1万円札を食べては生きていけません。羊は紙を消化しエネルギーとすることができるけど、人は紙を消化することができないからです。化学物質は人であっても**人種や性別、年齢によっても異なった作用**をするんです。

小林　おもしろいたとえです。私は1万円札がイッパイあれば生きていけますよ、食べませんけど。たしか医薬品でも人種や年齢によって効き方や副作用の出方が異なるんですね。

小薮　医薬品の場合は動物実験の後に臨床試験というのがあって、たくさんの病院で医師が人に医薬品を与えて効力や副作用を見てから、となっているんです。この時、医師は副作用など有害な作用も見てるんですよ。ある薬が動物で効果を示しても、人で効果を示さなければダメだからです。つまり化学物質である薬は、動物と人では作用が異なることがあると前提にしているわけです。

添加物も化学物質ですから、動物と人とでは作用が異なることがあるのは当然です。ところが驚いてはいけませんよ。添加物については**人での試験は行われていない**のです。ですから、いくら動物で試験して安全といわれてもねー。まして添加物は医薬品と異なり、子供も高齢者も食品という形で食べるわけですから。しかも数十年という非常に長い間。実験動物としてよく使われるラットの寿命はせいぜい2年です。

小林　大学で少しだけ添加物の安全性は習いましたが、この点は教科書にも書いてありませんでした。安全性は十分立証されているとは書いてありました。

小薮　動物実験はしょせん動物実験にすぎません。もちろん動物で悪い作用を示すようなことがあれば、**添加物としてはアウト**です。添加物について確実に安全性が証明されず少しでも安全性について疑わしい点があれば誰の利益を考えればよいと思いますか？

刑法では疑わしきは被告人の利益となってます。

小林　**〝疑わしきは消費者の利益に！〟**ですね。

小薮　そのとおりです。そうあるべきです。

↓食品の調理、加工における添加物の化学変化が調べられていない

菅井　動物と人では異なることはよく分かりました。〝エサ〟に混ぜて動物に食べさせる場合

と人間の食品とは違うように思うんですが。

小薮 鋭い質問ですね。まさに〝エサ〟が問題なのです。菅井さんは〝エサ〟を食べますか？

菅井 私は〝エサ〟は食べません。食事を食べます。一応人間ですから。まあ、うちの主人には金の卵をたくさん産ませるように〝エサ〟を与えて飼育している感じがしないでもありませんが（笑）。

小林 菅井さんのご主人も大変ですね。うちも半分はそんな感じです。

小薮 （一緒に笑えずしんみり）私も〝エサ〟代を稼がされた上に〝エサ〟を食べさせられ飼育されているわけですか。私も家内にいいカモにされているのカモ。

菅井 小薮さんの奥さんは優しそうです。

小薮 どうでしょうか。本論に戻りましょう。〝エサ〟と人間様の食べる〝食事〟とでは、食材といいますか、食べている物の成分が全然違います。

菅井 それが何か問題なのですか？

小薮 たとえば煮物を調理するとしましょう。煮ていくうちにだんだんと褐色になっていきます。これはアミノカルボニル反応という化学反応が起きているからなんです。

しょう油などに含まれているアミノ酸と糖類が加熱により化学反応を起こしているん

です。また時折、テレビなんかで水道水に発ガン性物質であるトリハロメタンが含まれていると報道されています。これは自然の水に含まれている物質が塩素殺菌に使われる塩素化合物と化学反応を起こして生成されるものなのです。

小林　分かりました、小藪さんが次におっしゃりたいことが。添加物を〝エサ〟に混ぜた場合と添加物を食品に混ぜた場合とでは、**添加物が化学反応を起こして生成される物質が異なる**ということですね。エサと食品とでは添加物と反応する成分が違うから。
　エサ、または食品と添加物が化学反応してできる物質が異なれば、毒性、つまり安全性に大きな差が出る可能性があるのですね。

小藪　ハイ、大変よくできました。まさにそのとおりです（拍手）。

小林　学校の先生にほめられたような感じです。そういえば小藪さんは食品関係の学校の先生も兼任されておられたんですね。小藪先生なんですね？

小藪　まあ、そうなんですが。先生というよりお茶ばかり飲んでいたティー茶（ティーチャーと読む）のほうかもしれません（孤独な笑い）。
　少し補足させてもらうと、食品には実にいろいろなものがあります。そのうえ、いろいろな加工法、調理法があります。煮る、蒸す、焼く、揚げる、燻《いぶ》す、レトルトなど、たいてい、かなりの熱を加える場合が多いのです。当然、添加物と、食品の成分や他の添加物とが何らかの化学反応を起こすことは、容易に想像できます。

また添加物それ自体が分解などの化学変化を受けることもあります。添加物が変化した物質、分解物についても安全性が問題になります。この点については後ほどお話ししましょう。

お酒を飲みながら添加物食品を食べる危険性

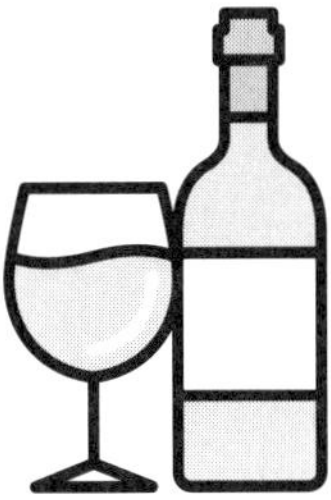

小林 ついでにと言っては何ですが、お酒を飲みながら添加物が使用されているオツマミや珍味食品を食べても大丈夫なんでしょうか。我が家では主人も私もお酒が大好きなんで心配になりました。

菅井 我が家も同じ。

小薮 よい質問です。**添加物とお酒**（アルコール）**の関係**ですね。この点に触れた書籍を私は目にしておりません。添加物の危険性に関する新しい視点だと思います。添加物とお酒、アルコールの関係は動物実験ですら検討されておりません。

菅井　なぜですか？

小薮　添加物の安全性試験の項目に入っていないからです。お酒を飲みながら添加物食品を食べることは普通にあるわけですから、**せめて動物実験だけでもやるべき**だと思います。

菅井　どんなことが心配なのでしょうか？

小薮　たとえばタバコを吸いながらお酒を飲むと、ガンになるリスクが高まると言われております。これはタバコの煙に含まれている発ガン性物質の吸収が高まるからではないでしょうか。お酒の飲みすぎでも発ガンリスクは高まります。お薬と飲酒の関係はある程度分かっております。お薬も添加物も化学物質という点においては同じです。

アルコールとお薬は相互に作用し、お薬の効果が変化します。一般にはお薬とお酒の同時摂取は危険なので避けるのが常識ではないでしょうか。

①薬とお酒を同時に摂取するとお薬の血中濃度が不安定になる。降圧剤、鎮痛解熱剤、精神安定剤などです。たとえばアスピリンとお酒を同時に摂取すれば胃が荒れ、アセトアミノフェンのような解熱鎮痛剤の場合には肝機能障害を起こすと言われています。その他のお薬でもいろいろな不都合が生じます。そんなお薬はたくさんあります。

②薬とお酒を同時摂取すると肝機能障害を起こします。薬もアルコールも肝臓のお世話になって代謝されますから、同時に摂取すると肝臓に大きな負担がかかります。続けていると肝機能障害を起こしやすくなります。

①、②の〝薬〟という言葉を〝添加物〟という言葉に置き換えて考えてみてください。

小林 そう言われてみればそうですね。添加物の安全性試験の盲点です。でも今から、お酒と添加物の安全性試験を実施するとなると大変ですよね。添加物が多すぎますから。

小薮 たまりすぎた飲み屋のツケみたいなもんです。ですが、せめて珍味食品、オツマミに頻繁に使用される添加物についてだけでも動物実験で安全性を調べるべきでしょう。

食品のメーカーは**添加物を使用しない珍味やオツマミ製品を開発すべき**です。上手に宣伝すれば売り上げが増えますよ。

↓安全性試験は適正になされているのか？

菅井 安全性を確認するための研究といいますか、試験は適正に行われているのですか？ 小薮さんは添加物などいろいろな化学物質の安全性を調べる研究所の主席研究員をしておられたので裏話も含めておうかがいしたい。

小薮 裏話を期待しておられるようですが、残念ながら裏話はありません。むしろ厳格すぎて研究員がここまで厳しくやる必要があるのかとブーブー文句を言っているのが実態です。

添加物に限らず化学物質の安全性に関する研究は、きわめて厳格にまた適正に行われています。研究はGLP基準に基づいて行われ、これはメチャメチャ厳しい基準です。研究員の資質はもとより研究施設や研究設備、研究記録の保管に至るまで非常に厳格に規定されています。

さらに研究内容について査察があります。私も一応主席研究員でしたから何回も対応しました。査察は厚生労働省の研究員、その道の専門家と思われる大学の教授などが研究所に来て数日間徹底的に行われます。彼らは非常によく勉強しており、実務にも通じております。激しい論争になったこともあります。何百もある病理組織標本が1つ失われても、使用した試薬1つが紛失してもバレます。研究報告書の内容についても徹底的に質問されます。この査察は〝**重箱のスミをつつく**〟ほど徹底しています。

小林 では小薮さんは添加物の安全性試験そのものには問題ないとお考えなのですね。

小薮　ハイ、そう思っております。試験も査察も非常に厳格に行われていると信じております。査察に来た人にお昼の弁当を用意すると、必ずその領収書を要求されます。そして必ずお金を払います。ですから高価な弁当は用意いたしません。それくらい厳格なのです。

小林　添加物の安全性試験そのものはキチンと行われているのなら、問題は今までのお話から、①安全性試験はあくまでも動物実験にすぎず人間での安全性が確認されていないこと②安全性試験では添加物をエサに混ぜて動物に食べさせていること

しかし添加物は食品に含まれている天然成分や他の添加物と食品の加工、調理の過程で化学変化することがあるということ。

そして化学変化して生成した物質の人間に対する安全性が不明であることの2点に絞られると考えてよろしいのでしょうか？

小薮　よろしいと思います。よくお分かりになっていらっしゃいます。付け加えると食品にはいろいろな添加物が使用されていますから、**添加物の複合摂取の問題**があります。この点についてはまったく検討されておりません。

菅井　要するに最大の問題点は〝添加物の人間様に対する安全性は分かっていない〟ということですか？

小薮　非常に残念ですが、そういうことです。私はそう思っております。

菅井　では私たちは食品を選ぶ時、どうしたらよいのでしょう？

小薮　添加物の少ないもの、**添加物を使用していないもの**を選べばよいと思います。しかし実際には難しいと思います。この点については後ほど考えてみましょう。

菅井　私が食品を買いに行く時、小薮さんが一緒に付いて来てくれたらよろしいんじゃないんですか？

小薮　お～っと、それじゃ不倫と疑われます。それに私が一緒に付いて行っても現状のままの食品表示ではどの食品が大丈夫か分かりません。〝絶対安全な食品だけ選んで買ってください〟と言われましたら、何も買わず手ぶらで帰って来ることになるかもしれません。残念ですが。

菅井　小薮さんでも分からないのに普通の主婦ではどうしようもない。

小薮　どうしようもないと思います。行政、添加物業界、食品業界、小売流通業界がそれぞれの利益を優先して考えるのではなく、それぞれの業界が一致して国民、消費者の健康を第一優先に考えるべきです。しかしなかなかそうならないのが現実です。私のような少しですが食品のことを勉強してきた人間や、小林さんのように食に携わっている人などが声を上げるべきでしょう。毎日食品を食べている消費者はもちろん、私も消費者ですから。

↓無添加表示ができなくなった!!

菅井 そうだ! 無添加とか不使用とか書いてある食品を買えばいい。添加物が含まれてないわけですから。

小薮 グッド・アイディアと言いたいところですが、無添加とか不使用とか書いてある食品を見かけますか。見なくなりましたね。

菅井 そういえば見かけないような。こっそり消えてしまったような。

小薮 **こっそり消されたん**です、消費者庁に。消費者庁は令和3年から無添加、不使用の表示をなくそうと検討し始め、令和4年に〝食品添加物の不使用表示に関するガイドライン〟を作成したのです。実際の施行は令和6年4月からです。このガイドラインは無添加とか不使用という言葉を厳しく規制するのです。無添加とか不使用とかの表示が絶対ダメだと言ってるわけじゃないんですが、**表示するための条件があまりにも厳しい**のです。食品関連業者はこのガイドラインに敏感に反応し、実際の施行前から商品の表示に見直しを始めました。そのため無添加、不使用という表示はほとんど姿を消しました。

小林 なんでそんなことになったんですか？

小薮 だいぶ前からくすぶっていたんですよ。添加物は厚労省が安全だから使用してもよいというお墨付きを与えているのです。無添加とか不使用という記載がまかり通れば、逆の面として添加物が使われている食品は危険だ、添加物は危険だという認識が消費者に蔓《まん》延《えん》します。**厚労省の面目は丸つぶれ!!** です。

菅井 厚労省は消費者のことは考えないんですか？ 国民の健康を守るんじゃないんですか？ そのために食品衛生法やなんやかんや法律があるんじゃないですか？ 法治国家なのに。

小薮 法治国家?? **放置国家**ですよ。消費者はホッタラカシにされているんです。

小林 小薮さん、うまいことおっしゃる。放置国家ね、痺《しび》れました。

菅井 食品のことをよく勉強して自分の身は自分で守るしかない。

小薮 悲しいですが、そういうことです。

第5章 製造方法から添加物を見てみましょう

↓添加物の作り方から添加物の舞台裏が見えてくるかも

菅井 食品添加物はどのようにして作られるのですか?

小薮 添加物の作り方、つまり製造方法は6通りあります。

①通常食品であるものを添加物として使用するもの。
　トマトジュースを着色の目的で使用するような場合です。
　残留農薬の点がクリアされていれば、あまり問題はないと思われます。もちろん変なものでは困りますがね。通常食品として食べられているものでも有害な物質が含まれていないことが必要です。

②自然界にある天然物から取り出した（抽出した）もの。

乳化剤として使用される大豆レシチン、りんごなどから取り出し粘度を出す増粘剤として使用されるペクチンなど。

この場合も通常食品として食べられているものであって、有害な物質が含まれていないことが必要です。

ラックカイガラ虫とかエンジ虫（後述）などは通常、食品として食べることはありません。これらの**虫から抽出したものが着色料**として現在、使用されているのはいかがなものでしょうか？

天然物から取り出す時に有害な化学薬品などを使用しないこと、化学的変化を加えないことが重要です。

③化学的に合成したもの。いわゆる合成添加物です。
④天然物を分解したもの。
⑤微生物を培養して製造したもの。
⑥微生物を培養して作ったものを原料として化学的に合成したもの。

↓天然物から取り出した（抽出）添加物

小林 えー、そんなにあるんですか。私が習ったのは3通りだったと思います。

小薮 たぶんそうだと思いますよ。④、⑤、⑥がなかったでしょう。大学や大学院を出て食品関係、添加物関係の実務経験のない大学の先生が書いた本では、そのようになっていることが多いように思います。私は民間の研究所で実務として添加物の研究開発に従事していたこともあるので信用してください。

菅井 天然物から取り出したものは安心ですね。

小薮 菅井さんはいいですね。ご主人が言ってました、うちの奥方は心配事がなくてお気楽だって。

菅井 うちの主人とヘボ将棋をしながら、そんなことを話していたんですか。天然物から取り出したものでも何か心配するようなことがあるんですか？

小薮 菅井さんは昆虫を食べますか？

菅井 私は時々人を食ったようなことは言いますが、昆虫など虫は食べません。だいたい虫の

小薮　類は虫が好かないです（笑）。南米のサボテンに寄生しているエンジ虫という昆虫からコチニールという赤い色素を取り出し添加物として清涼飲料水、氷菓、あめ類、ハム、ウインナーソーセージ、かまぼこなどに使用してます。エンジ虫は動物ですから、コチニール色素にはタンパク質が含まれてます。このタンパク質が原因で**アレルギーが起きた事例**もあります。もちろん今後、起きない保証はありません。

菅井　え〜、私は**昆虫のエキスを食べさせられている**んですか。今度表示をよく見てコチニールのいっぱい入っている食品を買ってきましょう。

小林　菅井さん、とうとう人を食ったうえに虫も食べるようになったんですか？（笑）

菅井　いいえ、小薮さんに私の悪口ばかり告げ口している主人に食べさせるんです。

小薮　それは残念でしたね。もう少し早ければご主人をやっつける、もっと強烈な手があったんですが。

菅井　どんな手ですか？　ぜひ知りたい。

小薮　実はアカネ科の植物から取り出したアカネ色素というのがあったのです。ただし平成16年に「遺伝毒性および腎臓《じんぞう》への発ガン性」が認められ禁止されました。

アカネ色素はタンパク質に対してよく染まる性質があるため、ハム、ソーセージのケーシング（表皮）の着色に使われていたのです。それ以外にもお菓子類、かまぼこなどの練り製品、めん類、ジャム、清涼飲料水などに使用することが可能でした。

昆虫のエキスであるコチニールやアカネ色素がいっぱい添加してあるソーセージを菅井さんのご主人に毎日食べさせてあげれば、ご主人は腎臓ガンでお亡くなりになったかもしれません。これなら**完全犯罪**です。生命保険も下りますよ。アカネ色素が禁止されてしまったので残念ですね、菅井さん。

菅井 こんな恐ろしい話をしてもいいんでしょうかね。主人が死んでしまっては困るんですよ。定年までしっかり稼がせなくちゃ。禁止になるまでアカネ色素が添加された食品を食べさせられた人はどうなったんでしょう？

小薮 **大変心配**です。しかし添加物メーカーも食品会社も厚生労働省も何も対応しませんでした。禁止して〝ハイそれま〜で〜よ〟です。過去にアカネ色素添加の食品を食べて、それが原因で腎臓ガンになったとしても立証するのはかなり困難でしょう。立証は被害者側がしなければなりませんから、食品の安全性はきわめて大切なのです。

食品会社には少しでも疑わしければ製造、販売しないという態度が要求されます。**〝疑わしきは消費者の利益に〟**なるようにすべきです。この観点が日本の食品会社、添加物メーカー、厚生労働省の人々は欠落しているように思えてなりません。

小林 天然物で他に危ないものはないのですか？　フグの毒や貝毒などが危ないのは誰でも知っていることですが。

小薮 小林さんは甘酒は好きですか？　お酒はかなりのものだとご主人から伺っていますが。

小林 主人がどのように言ったか知りませんが、レディの嗜《たしな》み程度ですよ。

甘酒は好きですよ。冬の寒い時、熱い甘酒は身体が温かくなり、体にも良いので時々スーパーでペットボトルの甘酒を買ってきて飲みます。

小薮 甘酒、みそ、しょう油、日本酒のように麹（こうじ、カビの仲間である麹菌を米などに繁殖させたもの）を使用している発酵食品にはコウジ酸が生成することがあります。みそ、しょう油、日本酒についてはコウジ酸が生成しても発酵の過程で分解してしまうという研究報告があります。甘酒にはコウジ酸がどれくらい含まれているのか分かりません。みそ、しょう油、日本酒、甘酒などについては、製品ごとにコウジ酸の含有量を表示していただきたいと思います。何ｐｐｍ以下というような表示でもいいのです。

菅井 小薮さん、コウジ酸は身体に良くないんですか？

小薮 コウジ酸は天然添加物、分かりにくい言い方をすれば既存添加物として、いろいろな食品に使用が認められておりました。ところが動物実験で**肝臓に対する発ガン性**が、さらに**染色体**（遺伝情報の塊と考えてください）**異常などの遺伝毒性**も指摘され、2003年に使用が禁止されました。実際食品にどれくらい使われていたかは分かりませんが、使用量は少なかったようです。

小林　こんな危険なコウジ酸が天然添加物として長年使用が認められていたとは驚きです。

菅井　本当にあきれて開いた口がふさがりません。

小薮　菅井さん、その開いた口を閉めずにそのままにしておいてくれますか？　もっと驚くことがありますから。

菅井さんは色白の美人だと小林さんのご主人がよく言っていますよ。肌の色が白くなる化粧品をいつも使っているからだって。実はコウジ酸には美白効果があるため、**美白化粧品として販売されている**のです。皮膚に塗るのは大丈夫となっています。

菅井　ビックリ仰天です。開いた口から胃袋が飛び出そう！

小薮　アカネ色素やコウジ酸のように天然添加物であっても危険なものはあるわけです。天然添加物についても安全性を確認する研究をどんどん進めてほしいですね。

小林　変な添加物入りの食品を何十年も食べさせられた後で、実は肝臓ガンになることが分かりましたから禁止しますと言われてもネ〜。

小藪 そのうちゴキブリ抽出物が天然色素として使われるかも。
　菅井さんの好きなプリンに使われだしたりして。

菅井 気持ち悪いこと言わないで。聞いただけでムシズが走ります。

↓合成添加物（化学合成添加物）とは？

菅井 ところで合成添加物って何ですか？

小藪 化学合成で製造する添加物です。何種類かの化学薬品を混ぜた反応釜の中で化学反応を行い、製造する添加物です。異なる化学反応を数回行うのが普通です。高温高圧で行う場合もあります。反応後、精製して添加物とするわけです。ただし、どの程度精製しているか不明の場合もあります。中国産など外国物が多いですね。国産より安いからです。

小林 合成添加物については食品衛生法の規格基準で厳しく規制されていますから、あまり問題はないように思われるんですけど？

小藪 **〝厳しく規制〟されているかどうかは疑問**です。その1つとして合成添加物すべてにつ

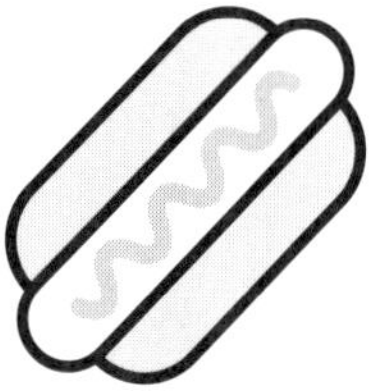

いて厳しく規制されているわけではないこと。２つ目として厳しさの程度が問題です。甘い規制もあるんです。

合成添加物を合成するには何種類もの化学物質を混ぜ合わせて高温、高圧などの条件で何段階もの化学反応を行うことは理解していただけたと思うんですが。

菅井 各化学反応の段階で目的とする化合物（作ろうとする合成添加物）以外にさまざまな中間体や副産物が生成されます。そして化学反応終了後、精製して合成添加物ができるわけです。

化学反応については難しくて私の頭では理解できませんが、何らかの化学分析とか検査はされるわけですね。でも私や子供の健康のために、この際しっかりお話を聞いておきたいです。

小林 ご主人のために、ということはないんですか？

菅井 お酒をたらふく飲んでタバコをプカプカ吸っている人の健康を気遣ってもね〜。

小薮 ダンナさんを長持ちさせて稼がせるのではなかったのでは？

小林 なんだかヤバそうなんで私も知っておきたい。

小薮 一般的には合成された添加物について含量、性状の検査、確認試験、純度試験といった化学分析を行います。

しかし合成に使用した、いろいろな化学薬品や化学反応で生成される中間体、副生物といった**不純物を調べる分析は、行わなくてもよい**ことになっているのです。

小林 しかし純度試験で分かるのではないのですか？〝純度〟を調べるわけですから。

小薮 鋭い質問です。純度試験の内容は各添加物ごとに異なり、銅、鉛などの重金属、ヒ素を調べるのが一般的です。つまり目的とする合成添加物の量や合成する時に使用したいろいろな原料である化学薬品、合成の過程で生成される副反応物などの不純物を調べるわけではないのです。

目的とする合成添加物の量は〝含量〟の検査として行われ、○△％以上となっているものがほとんどです。たとえば着色料赤色3号として製造された粉末には赤色3号が90％以上含まれている（含量90％以上）といった規制です。

小林 いろいろな不純物が予想されるのに分析されないというのは非常に問題だと思います。不純物、つまり**目的とする添加物以外の化学物質**が数％含まれている添加物であっても、合法的に食品に使用されることになりますから。

小薮 どのような化学物質が不純物として含まれているのか、またその量はどれぐらいなのか早急に明らかにされるべきです。現在の化学分析技術なら可能だと思われます。決して**無理難題ではない**と思います。

菅井　農薬はどうしても野菜や果物などから人の体内に入ってくると思いますが、農薬と比較して合成添加物に含まれる不純物はどうなんでしょう？

小林　菅井さんもかなり真剣になってきましたね。

小薮　農薬については平成18年から**ポジティブリスト制**という、ややこしい規制が実施されました。かなりの農薬について個々に残留量の厳しい規制が非常に細かく定められています。しかし農薬の数と対象となる野菜や果物の数が多すぎるため、すべてについては規制できない。ですので個々に残留量の基準値が定められていないものについては一律に残留量を０・01ｐｐｍ以下と定められました。この数値を越える食品は販売が禁止されてます。これがいわゆるポジティブリスト制といわれるものです。これは食品業界にとっては大変なことで私もこの対策に当たりましたが、非常に苦労しました（０・01ｐｐｍ……食品１００kgに１mg含まれていることを表します。１mgは１０００分の１gです）。

合成添加物に含まれる不純物が仮に５％（５００００ｐｐｍ）とします。この合成添加物を食品に３％添加すると、食品１kgあたり不純物は１５００mg。つまり１５００ｐｐ m含まれることになります。これは大変な濃度です。添加物によっては5%ぐらい食品に添加することはザラです。

菅井 これってひょっとすると、かなり怖い話じゃないんですか?

小藪 菅井さんの開いた口がふさがらないという程度ではなく、アゴが外れてしまうようなことかもしれません。

菅井 井戸端会議でお喋りするのが生きがいの私の口が再起不能になりそうな話です。

小林 農薬の0・01ppm以下という残留規制は、「安全性が分からない農薬でもこれぐらいの量であれば、たぶん人の健康に問題はないのではないか」と定められた値でした。農薬は一応どれくらいの毒性(安全性)があるかは調べられています。

それに比べて、どのような物質かも安全性も分かっていない添加物に含まれている不純物という化学物質が食品に1500ppmも入っているとなると、大問題です。

合成添加物に含まれる不純物の危険性とは?

小藪 そのとおりです。0・01ppmで本当に大丈夫かという疑問はありますが、ここでは一応大丈夫と考えることにしましょう。それであれば安全性がさっぱり分かっていない合成添加物に含まれる**不純物についても食品中に0・01ppm以下という規制が必要**だと思いませんか。誰も本当にどれくらいなら安全なのか分からないと思うけれども、分析技術の面から、また農薬の0・01ppm以下なら健康に問題はないんではなかろうかという考え方を参考にすると、この0・01ppm以下というのがいい線だろうと思います。もちろん不純物が食塩とか水分などのように常識的に安全なものであることが分かっている物質であれば、別に規制する必要はありません。

小林 早急に規制を実施していただきたい。農薬の規制と比較してもアンバランスです。品の悪い言葉ですが、**〝頭（農薬）隠して尻（添加物に含まれる不純物）隠さず〟**です。

菅井 要するに合成添加物を使用した食品を食べると、合成添加物が身体に取り込まれる。さらに安全性がまったく分かっていない、ヒョッとすると恐ろしい健康被害を与えるかもしれない、いろいろな不純物という合成化学物質も身体に取り込む可能性があるということですね。

小薮 大変よくできました。お分かりいただけたようです。

小林 農薬にはかなり厳しい規制があることと比較すると、合成添加物の不純物についてはなんら規制がなく、いわば野放し状態というのはたしかに大きな問題です。農薬は洗って食べることで対処できる面があるけれど、添加物とその不純物が含まれているかまぼこやお菓子は洗って食べるわけにはいきません。

さすがは小薮さんですね。実に今まで誰も取り上げてこなかった添加物の安全性に関する非常に重大な問題点を鋭く指摘されておられると思います。

小薮 もっと怖い怖いお話が残ってるんですよ。聞きたいですか？

菅井 これ以上、怖いお話は……でもお聞きしたいです。

小薮 実は不純物の規制値が決められていない添加物があります。分かりやすく言いますと、**不純物がいくら含まれていてもOKという添加物**があるのです。しかも添加量の規制もない。そのうえ、よく使われています。

小林 驚きです。どんな添加物ですか？

小薮 **カラメル色素**、カラメルと書いてある場合もありますが、それと**乳化剤**、**加工デンプン**と表示されている添加物です。

小林 このような添加物はよく見かけます。たしかに非常に怖い話です。なぜ法令で規制しないのですか？

小藪　なんせ法治国家ならぬ放置国家ですから。不純物といえばプラスチックなどに含まれている極微量の物質が環境ホルモンとして騒がれたことがありました。日本人は忘れやすい人種なので、皆さんも **〝忘却とは忘れ去ることなり〟** となっていませんか？

菅井　なんか昔々聞いたことがあるような名セリフです。食品は毎日かなりの量を長期間にわたって食べるわけですから、添加物に含まれている不純物について、もっと厳しく規制していただきたいと私も思います。

　ところで添加物の不純物について実際に問題になった例はないんですか？

小藪　ありますよ。たとえば **合成甘味料であるサッカリンナトリウム** をラット（ねずみの一種）に2年間食べさせる実験をしたら、膀胱《ぼうこう》ガンが発生しました。しかし実は膀胱ガンはサッカリンナトリウム自体によるものではなく、実験に使用したサッカリンナトリウムに含まれていた不純物により発生したのではないかといわれています。

　この膀胱ガンの発生については別の見解もあるようで、現在ではサッカリンナトリウムそれ自体には発ガン性は認められないというのが定説となっていて、現実に食品に使用されています。

↓不純物で死者が出た例がある!!

菅井 もっとないんですか？　ラットのようなものではなく、もっとゾクッとするような刺激的な例は？

小薮 少し前の話ですが、患者数1500名以上、死者39名というゾーッとするような大変悲惨な事件が起きております。

菅井 本当ですか？　もし本当であればゾーッとして身の毛が逆立ちしそうな非常に怖いお話です。

小薮 これでもうゾーッとしたんですか？　もっと悲惨な事件もあるんです。実は60年以上前の話ですが、死者130名、患者数1万2000名以上という事件もあるのです。あの有名な**森永ヒ素入り毒ミルク中毒事件**です。森永乳業が粉ミルクを製造する時に添加物として使用した第二リン酸ソーダに、不純物として猛毒のヒ素が含まれていたことが事件の原因です。このヒ素ミルクが出荷されたために非常に悲惨な事件が起きたのです。患者は今でも後遺症で苦しんでいます。不純物の化学分析を行っていれば簡単に防げたのに。この添加物にはヒ素が含まれている可能性があることは分かっていたはずなのに。ヒ素の分析は簡単なんです。私にはこの事件は、不作為による大量殺人事件並びに大量傷害事件に思えてなりません。中国なら責任者数名に死刑判決が出る重大事件です。

小林 たしかに悲惨な事件でしたね。涙が枯れそうな悲劇です。

小薮 患者数1500名以上、死者39名の事件のほうはアメリカで発生したのです。しかし原因物質は、実は日本の株式上場企業が製造したトリプトファンだったのです。

小林 **必須アミノ酸のトリプトファン**のことですか？

小薮 そうです。これ自体はまったく問題ありません。むしろ栄養成分として積極的に摂取する必要があります。アメリカでも健康食品として売られていたのです。このトリプトファンに含まれていた2種類の不純物が原因であることが判明しています。

少し難しいのですが、エチリデンビストリプトファンとアニリノトリプトファンという物質です。私はこれを製造した会社の研究員、技術者、経営者などがみんな菅井さんのように優しい心を持っていて、このトリプトファンを食べる人のことを真剣に考えていたならば、この悲惨な事件は防げたと思います。これも不作為による大量殺人事件、大量傷害事件です。この事件も中国なら**責任者数名に死刑判決が出た**と思います。

菅井　お亡くなりになられた方々や家族のことを考えますと、もう眼がウルウルしてきます。

小藪　これら2件の大量殺人事件に関係した不純物は毒性が強いうえに症状が早く出る性質を持っていましたから、事件が早く判明しました。しかしある食品を継続的に食べることにより添加物自体や添加物の不純物が人に取り込まれゆっくり作用し、ある人には1年後、また別の人には3年後にと症状が出たら、健康被害の原因が添加物や添加物の不純物であることは判明しないでしょうね、怖い話ですが。

小林　大変失礼な質問をしますが、もし小藪さんがその会社に在職しておられたとしたら、このややこしい名前の不純物を化学的に分析し、被害を食い止められたと思いますか？

小藪　不純物の化学分析は私でもできたと思います。トリプトファンの場合は不純物が含まれていたとしても、この不純物の有害性について当時はまだ立証されていませんでした。

だから不純物が含まれていたからといって、この製品の出荷を止めるよう会社に主張することはできなかったと思います。もし私が〝変な不純物が含まれているので、なんらかの健康被害の発生が考えられるから出荷してはだめだ〟と主張すれば、たぶん研究員として勤務を続けることは難しかったと思います。もし自由に物が言える会社であれば、被害は食い止められたと思います。それがサラリーマンの現実ですよ。

➡天然物と同じ成分でも化学合成のものには注意が必要

菅井　私、分かりました。小薮さんが合成ビタミンCやカロテノイド（カロチノイドとも）を問題にしておられたことの意味が!!　野菜や果物に含まれているのと同じ成分なのに、なぜ合成ビタミンCやカロテノイドなど合成された天然成分が問題なのかということが。

小薮　さすが才媛《さいえん》の菅井さん。なぜ問題なのですか？

菅井　天然に存在するものと同じ物質であっても、**合成で作るといろいろな不純物が含まれているから**です。そしてその不純物が有害物質であるかもしれないからです。

小薮　ハイよくできましたと言いたいところなんですが、30点ぐらいの答えです。
　菅井さんの言われたとおりなんですが、ことはそんなに簡単なものではありませんぞ。
不純物は1つ目の問題点にすぎません。

小林　私も分かりません。他にも問題があるのですか？

小薮　合成された天然物の中には、天然に存在するものと化学的に少し違うものがあるのです。
左手と右手は非常によく似た構造になっています。しかし右手の甲の上に左手を重ねると、右手の親指の上に左手の小指が重なります。これは右手と左手とでは構造が違うからです。

たとえば天然のものが右手の構造とすれば、合成されたものは右手の構造のものと左手の構造のものの混合物であることが多いのです。このようにきわめて似ていても少し違うものであることがあります。化学物質の場合、**わずかな構造の違い**でも人などに対する作用は大きく違ってきます。

たとえばアミノ酸の一種である左手の構造をしたアスパラギン酸（L-アスパラギン酸）は人体のタンパク質を作るのに利用されても、右手の構造をしたアスパラギン酸（D-アスパラギン酸）は利用されません。

さらなる問題点は安価で製造できますから、いろいろな食品にかなりの量を使用することが可能です。それにともない私たち人の身体に必要以上の量、いや害になるほどの量が知らないうちに取り込まれることです。

小林　使用量の制限はないんですか？

小薮　天然に存在する物質を合成、または微生物を利用した発酵法で作って添加物として使用する場合、**使用量の制限はほとんどありません**。

たとえばカロテンは赤や黄色の人工着色料として、ビタミンEは食用油などの酸化防止剤として油脂を含む加工食品に無制限に使われています。

菅井　**知らないって怖い**ことです。このような問題点が今まで指摘されなかったのも怖いことです。このような重大な問題が深い霧のベールに覆い隠され、深い闇の中に眠っていたのですね。裏の裏をのぞいた感じです。

小薮　まだ大きな問題があるのですが。

菅井　えー、まだあるんですか。聞きたくないような、それでも怖いもの見たさに聞きたいような。

小薮　添加物全般について繰り返し申し上げているとおり、人に対する安全性がまったく分かっていないことです。さらに食品中や食品を調理、加工する時における化学変化なども非常に大きな問題点です（㊟この点については後で詳しく述べます）。

小林　専門書にも書いていない新知識を私だけが知っているという高揚感をおぼえます。しかし本当は国民の皆さんが知っておくべきことですね。

小薮　もう1点だけお話ししておきましょう。添加物の純度試験などの試験は、添加物を製造している会社が行っているということです。添加物を製造している会社が分析データを偽造したりゴマかしたりしているとは思いませんが、せめてお役所が頻繁に事前通告なしに抜き打ち的に立ち入り検査や査察を行うべきでしょう。

菅井 合成化合物で1つくらい良いものはないのですか？

小薮 1つありますよ。**食塩**です。添加物ではありませんが。

菅井 食塩は海水を煮詰めた天然塩が良いと何かの本に書いてありました。

小薮 天然の食塩は岩塩または海水から作ります。海水を煮詰めて作る場合には海水に含まれている有機水銀、PCB、ダイオキシン、重金属といった有害物質も一緒に煮詰められ〝濃縮〟されてしまいます。

つまり食塩とともに濃縮された有害物質を身体に取り込むことになります。一方、合成の食塩は他の合成化合物と異なり、変な化合物を使用しないで、また有害な不純物が生成しにくい方法で作られています。さらに食塩は簡単に再結晶法で不純物が除けます。

したがって**食塩は合成品のほうが安心**です。

もちろん身体に良いといわれるマグネシウム、カリウムなどは失われていますがね。我が家では料理が下手な奥方に純粋な食塩に塩化カリウムなどを添加した塩を使うようにきつく言っています。少し値が張るので懐にはキツイのですが、健康のために。カルシウムが含まれている塩を使用して漬物をつけるとシャキシャキ感が出るなど利点もあるので、もし食塩の表示に有害物の量が表示してあれば使用するかもしれません。もちろん**有害物の量が少なければの話**です。

小林　たしかにそうですね。魚介類にはＰＣＢが含まれており、特にマグロには有機水銀が多いので、妊婦は特に注意するようにと厚生労働省から警告が発せられていたと思います。国民の皆さんはすでに忘れていると思いますが。魚類に含まれている有機水銀、ＰＣＢなどの有害物質は海水中の有害物質が魚の体内に蓄積したものなんです。魚は好きでこれらの有害物質を蓄積したわけではない。魚に罪はないんです。お魚が可哀そうですね。小薮さんのお話を聞くまで海水を煮詰めた天然の食塩が身体に良いとばかり思っておりました。そのように書いてある本も読みましたし……。

小薮　まあ、しっかりした会社のものであれば、さほど気にしなくてもよいかもしれませんが。

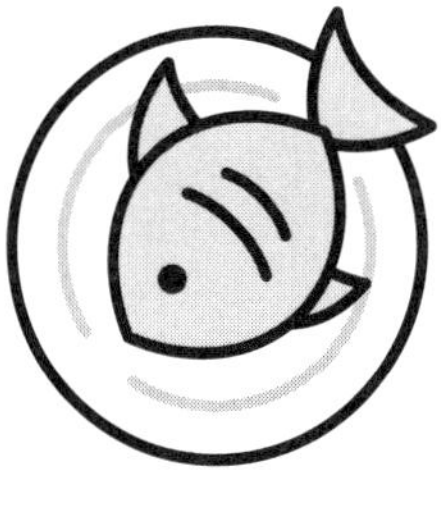

↓天然物と思われる物にも合成化学物質が！

小林　加工食品に使用されているビタミンのような天然物と思われる物質について教えてください。

小薮　いい質問ですね、重大な問題を含んでいますから。食品の袋の表示に**カロテン**とか**ビタミンC**、**ビタミンE**、**ビタミンB1**、**B2**と書いてあると健康に良さそうで、つい手が出てしまいますね。そのうえ、天然物と勘違いして。

菅井　そうですよ。すぐ手が出ますよ。ラッキーって感じ。

小薮　**β-カロテン**は主に着色の目的で使用するんです。ですから**合成着色料**なんです。
　表示は〝カロテノイド色素〟でよいのです。着色料（β-カロテン）でもよいのですが、普通は〝カロテノイド色素〟と表示します。着色料と書いてあると警戒する人がいますから。マーガリンやラーメンなどの麺類、菓子類、天ぷらの衣などに使用してます。

小林　天ぷらの衣にもですか。それはそれで問題ですね。天ぷらを揚げ続けると、油の酸化が進み、有害な過酸化物が増えてきますよね。色も褐色になってくる。それをごまかすこ

小薮　とになるんですね。問題だわ。

菅井　さすが管理栄養士、そのとおり。外食の天ぷらにも使用されてます。この場合、表示などまったくありません。天ぷら類の衣にはβ-カロテン以外の着色料も使用されていま す。消費者はきれいな色の天ぷらを買いますからね。

小薮　な〜んだ、私が作る天ぷらの色がレストランやスーパーの天ぷらより少し悪いのは、私の調理の腕が悪いのが原因ではないんだ。今度、主人が天ぷらの色でケチをつけたらとっちめてやります。

小林　小林さん、ビタミンCは水溶性、それとも脂溶性？

小薮　水溶性です。栄養学の常識ですから。

食品学や栄養学の教科書には、そのように書いてあります。しかしビタミンCには水溶性のものもあれば、**油に溶ける脂溶性のものもある**というのが正解です。

もちろんレモンなど自然のビタミンCは水溶性です。ただし自然に存在しないビタミンCも表示する場合、ビタミンCもしくはアスコルビン酸、V・Cとしておけばよい。ビタミンCとビタミンEは**酸化防止の目的で使用**されることが多くあります。これらの物質を野菜や果物から取り出して使用するとなると、非常にコストが高くついてしまい、非現実的です。加工食品に使っているこれらの物質は、ほとんどが合成化学物質である合成添加物なのです。

↓学校では教えてくれないビタミンの裏側!!

菅井 ほかのビタミンはどうなんですか?

小藪 ビタミンB_1つまりチアミンは保存料として使われています。もちろん天然と同じ化学構造のものには保存効果はありません。保存料として使われているのはチアミンラウリル硫酸塩といって天然には存在しないものです。表示方法はいろいろあって**ビタミンB_1とかV・B_1と表示しておけばよい**ことになっています。保存料という言葉は書かなくてよいのです。

合成ビタミンEは天然型のものとは化学的に異なる型の物も含んでいますが、酸化防止剤（ビタミンE）と表示すればよいことになっています。

これらの合成ビタミンCやカロテン類、ビタミンC類、ビタミンB_1、ビタミンEなどは添加しても、栄養強化目的とすれば何の表示も必要ではありません。

したがって**消費者は何も知らずに合成添加物を食べさせられる**ことになります。

菅井　しかし一般の消費者の中にはビタミンが含まれているから、身体に良いと思って買う人も多いんじゃないんですか？

小薮　失礼ですが菅井さんは、そのように考えて買ってしまうんじゃないんですか？

菅井　正直に言いますと、今日小薮さんのお話を聞くまではそうでした。カロテンやビタミンC、ビタミンEが含まれている、ラッキーって感じで。今後は気をつけましょう。

小林　加工でん粉についてぜひお聞きしたいの。小薮先生が最初に問題を提起されたようにお聞きしております。

小薮　それらの点については一息いれてから考えましょう。私の蚤《のみ》の脳みそで。

小林　小薮さんも冗談がお好きですねー（笑）。
ここらでお茶にしませんか？　菅井特製の紅茶などいかがですか。

菅井　小薮さんのお話を聞いていると、学校の先生から教えていただいているような錯覚に陥ります。そういえば先生という人種はお茶が好きなんですね。先生のことをティー茶（ティーチャー）と言うぐらいですから。ですよね、小薮先生。

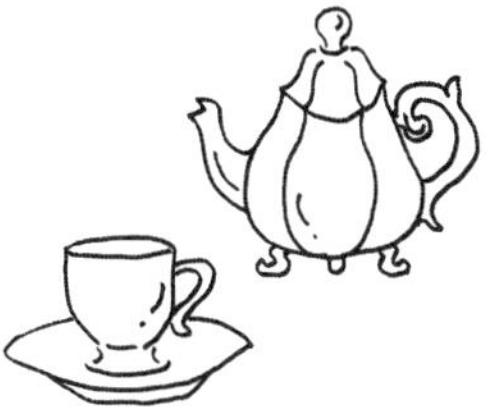

第6章 加工でん粉という名の合成でん粉を大量に食べている

でん粉に合成化学の魔手が！ 遺伝子組み換え、遺伝子編集食品以上に大問題

加工でん粉問題を取り上げたのは、小生が最初だと思っております。思い違いがあるかもしれませんが。

スーパーなどで売られている加工食品を頻繁に食べる人は、加工でん粉を1日に10gほど摂取していると考えられています。1年に約4kgになります。

このような事情から加工でん粉については詳しく説明していきたいと思います。

ここで用語について説明しておきましょう。

加工でん粉……植物の光合成で作られた天然のでん粉に合成化学反応を加えて作られた天然に存在しないでん粉のこと。

加工でん粉は疑う余地のない合成化学物質、合成化合物です。

でん粉は太陽からの贈り物。この神聖なるでん粉に化学の手を加えることは遺伝子組み換え、遺伝子編集食品以上に神をも恐れない行為ではないでしょうか。

工業用も含めて毎年約40万トンという膨大な量の合成でん粉が、わが国で消費されているのです。ほとんどの国民はこの事実を知らずに毎日合成でん粉を食べさせられているのが実態です。

食パン、あんパンや菓子パン、うどんやラーメンなどの麺類、天ぷら粉、から揚げ粉、でん粉を使用している各種お菓子類、タレ類、その他の食品、レストランなどの料理まで広く使用されている。このように合成でん粉は私たちの主食（ご飯は除く）からお菓子にいたるまで広く使われていますから非常に重大な問題です。

果たして人間に対して安全なのか、このまま野放し状態を続けておいてよいのかなど少し詳しく考えてみましょう。

小林 加工でん粉が合成添加物だという認識はないんじゃないでしょうか？

小薮 私は啓蒙《けいもう》的な意味を込めて**合成でん粉と呼ぶべき**だと主張しています。これなら一般消費者も「ン？」と疑問に思いますよね。合成でん粉が無理なら、せめて〝**化工でん粉**〟とすべきでしょう。単純に「加工」といえば、たとえばトウモロコシから取り出す工程を加工と考える人が多いんじゃないでしょうか。

↓ 正月元旦早々から合成でん粉である加工でん粉が口に!!

小薮 菅井さん、元旦にお雑煮を食べますか？

菅井 食べますよ。お餅《もち》大好き!!

小薮 それはおめでとうございます。加工でん粉という合成添加物の食べ始めですね。

菅井 全然知りませんでした、今日まで加工でん粉なんて。お雑煮の何に入ってるんですか。来年からはその食材を食べなければいいわけですよね。

小薮 お餅の取り粉は**加工でん粉という名の合成添加物**なのです。お餅を買われる時、しっかり裏の表示を見てください。加工でん粉を使ってないお餅もないわけではありません。

菅井 加工でん粉って裏の表示を見れば分かるんですよね？

小薮 すべてではありませんが、分かります。食品の原材料表示に加工でん粉と書いてあります。ただ、それが化学合成で製造された**合成添加物だという認識を持っている消費者は少ない**、今日2人増えましたが。恐ろしいことに以前は、加工でん粉を普通のでん粉として取り扱っていたんです。

以前は加工でん粉という表示はなかったのです。原材料を納入している業者が〝このでん粉を使うとのどごしのよい、伸びないうどんができますよ〟といってうどん屋やうどん製造会社に販売したのです。納入業者の営業担当者も加工でん粉についてあまり知らなかったんじゃないでしょうか。納入されたでん粉が加工でん粉であることを知らずに使用している食品製造会社も多かったと思います。

加工でん粉の製造業者、それを販売している納入業者、加工でん粉を使用している食品製造業者、監督官庁である厚生労働省。いずれも加工でん粉、合成でん粉に関しては**知らんふりをしていた**のが実態です。監督官庁も業界もみんな加工でん粉、合成でん粉についてては話したくない、触れられたくないという感じです。暗い深い霧に包まれていた感じがします。加工でん粉、合成でん粉はまるで幽霊のように暗闇の中を漂って我々の口に入っていたのです。

合成でん粉は食品業界の暗い闇をさまよう幽霊か？

小林　厚生労働省はもしかして知らなかったのではないのですか？

小藪　絶対に知っていました。しかし消費者にこの件に関しては情報を出しませんでした。

菅井　非常に不思議ですね。**この世の七不思議の1つ**です。

小藪　しかし、いつまでも幽霊ではいられません。あまりにも頻繁に出てくるから何らかの表示をしなければマズイと考え、業界、厚労省の人間が鳩首凝議を重ねた結果、〝加工でん粉〟という言葉が発明されました。化工でん粉という案もあったそうですが、採用されなかったようです。

菅井　消費者に分かりやすくきちんと知らせるという考えはないんですね。けしからんです。

小林　ところで少し詳しく加工でん粉について教えていただきたいと思います。

小薮 少し長くなりますが、加工でん粉には3種類あります。

①でん粉に物理的加工を加えたもの……α-でん粉（アルファでん粉）。でん粉に熱を加えたもの、またそれを乾燥したもの

②でん粉に合成化学反応を行ったもの……合成でん粉（加工でん粉）

③でん粉を分解したもの

少し難しいですか？

小林 ①のα-でん粉はあまり問題がなさそうです。合成でん粉ではありませんね。

小薮 そう思います。全然問題ありません。お米を炊くとお米のでん粉に熱が加わり（物理的加工）、お米のでん粉はα化してα-でん粉に変わります。私たちが食べているご飯やおかゆなどです。このように人はでん粉を消化の良いα-でん粉に変えて食べているわけです（注：未加熱の生でん粉をβ-でん粉といいます。β-でん粉に水を加え加熱〈炊く、蒸すなど〉するとα-でん粉に変わります）。

菅井 すると問題なのは、加工でん粉のうち②のでん粉に合成化学反応を行った合成でん粉のほうだけですね。

小薮 そのとおりです。ただし③のでん粉を分解したものにも若干問題はありますが。

でん粉は神からの贈り物、太陽の恵みと思っております。これは遺伝子組み換えや遺伝子編集食品以上に重大な問題です。**でん粉には人が化学の手を加えるべきではない**と考えております。

菅井 基本的なことをお聞きしますが、でん粉とはどのようなものですか？

小薮 でん粉というのはぶどう糖（英語でグルコース）が数百〜数千個結合したものです。分かりやすくいいますと、ぶどう糖という〝輪《わ》〟があって、この輪が数百〜数千個〝鎖〟状につながったものがでん粉です。そのつながり方にもいろいろあると理解していただければよいと思います。

菅井 では植物によっていろいろなでん粉がありますが、たとえば小麦でん粉とか馬鈴薯《ばれいしょ》でん粉とか、それらのでん粉っていうのは、このつながり方によって違うわけなんですね。

小薮 そのとおりですよ。でん粉について詳しく説明すると、夜が明けても終わらないのです。

小林 それでは合成でん粉とはどんなものなんですか？

小薮 いろいろな合成でん粉があって簡単には説明しにくいのです。まず図1をご覧ください。

でん粉という鎖は、ぶどう糖（グルコース）という輪がつながった形なのです。このぶどう糖という〝輪〟には、3ヶ所ほかの化合物と結びつきやすい部分があります。ここへ合成化学反応によりいろいろな化合物を結合させたものが合成でん粉です。

菅井　私は昔から数学は数楽というよりは数《すう》我《が》苦《く》のほうでございまして、化学や物理と聞くだけで頭が拒絶反応を起こしてしまうんですが、小薮さんのお話なら少し分かりそうです。

　そこで質問です。でん粉という鎖を作っているぶどう糖という輪にある3ヶ所の結合しやすい部分にAという化合物が結びつく場合、このAは3ヶ所のうちの特定の場所に結合させることはできるんですか？

小薮　非常に専門的で難しい話になると思います。専門的なことはやめて分かりやすく説明しましょう。ぶどう糖という輪が鎖状になっ

図1　**加工でん粉（合成でん粉）の概念図**

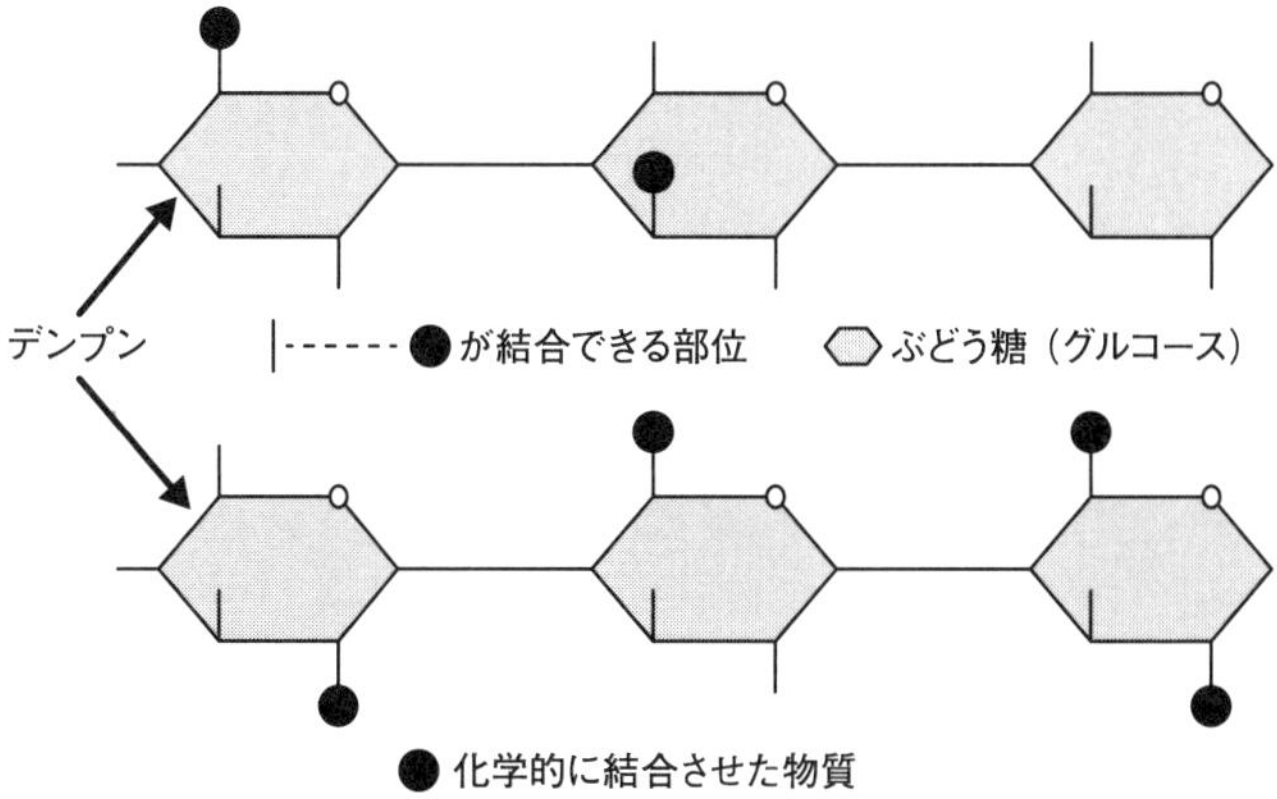

ていなければ、つまりぶどう糖という1つの輪のままの状態であれば、特定の部分にAを結合させることは可能です。ですが**製造にメチャクチャ高くつきます**。でん粉というう鎖状になってしまっているぶどう糖の特定の部位にAという化合物を結合させることは不可能です。Aは3ヶ所のうちのどこかに結合したとしかいえないと思います。

またこの3ヶ所に対するAの結合のしやすさは同じと考えられますから、1ヶ所、2ヶ所、または3ヶ所に結合したものも考えられなくはありません。ぶどう糖の3ヶ所の結合部位を1、2、3とすると、化合物Aの結合のしかたは理論上7種類（7通り）になります。

小林 これらの7種類のものは、それぞれ別の合成化学物質と考えてよろしいのでしょうか？

小薮 明らかに別々の合成化学物質です。

菅井 ということは、それぞれが人に対して何らかの別の作用を示すことがあるかもしれませんね。

小薮 そのように考えられます。実際に人に対する作用がどのように違うかという点については解明されておりません。証明することは難しいと思いますが。

菅井 要するに、**どんな物質か分からない物ができてしまう**ということですね。

小薮　一言で言えばそのとおりです。しかしでん粉という鎖は、たくさんのぶどう糖という輪が結合しているわけです。まだまだいろいろな合成でん粉ができます。

菅井　7通りで全部ではないんですか？　もう考えられないと思いますが？

小薮　でん粉にAという化合物（部品A）を結合させる場合で考えてみましょう。

今までにお話ししたのはでん粉という鎖状になってしまっているぶどう糖という輪についてのみ考えたわけです。

しかしでん粉という鎖状には、数百〜数千個のぶどう糖という輪があるわけです。そのでん粉という鎖に付ける部品Aの種類は1つであっても鎖を構成しているどの輪に付けるか、また輪のどの位置に付けるか、1つの輪にいくつ付けるかなどにより、いろいろな鎖（合成でん粉、加工でん粉）ができるのです。

もうすこし分かりやすく説明いたしましょう。

仮にこのぶどう糖という輪に、輪1（輪＝ぶどう糖）、輪2、輪3、輪4、輪5、輪6、……輪985、輪986というように番号を付けておきましょう。

各々の輪には先に述べましたようにAという化合物（部品A）が結合できる部分が3ヶ所あります。

実はAはどの輪にでも結合できるんです。

Aが輪3、輪25、輪38、輪985の4つの輪に1つずつ結合するような場合も考えられますし、また輪26に1つ、輪253に2つ、輪935に1つというような場合も考えられます。Aの数は決まっておりませんから、何種類の合成でん粉ができるのか見当もつきません。このようにAという1種類の化合物（部品）であっても、化学構造の異なった多種多様な合成でん粉ができるというわけです。

小林 どの位置のぶどう糖に結合させるか、またぶどう糖のどの部分に結合させるかコントロールできないんですか？

小薮 できないと思います。ですからAという1種類の化合物（部品）を結合させた合成でん粉の場合、いろいろな合成でん粉ができてしまうことになります。

菅井 なんだか難しい化我苦《かがく》です。でも少し分かったような気がします。

小薮 化学は勉強すれば化楽なんです。教える人によって化我苦になったり化楽になったりするんです。実はでん粉などの炭水化物に何かを結合させる化学反応は、化学のうちでも難解な分野なのです。ここでは、人間はでん粉になにかを結合させて単一な物質を作ることはできないことがお分かりいただければよいかと思います。

小林 安全性との関係はどうなりますか？

小藪 気になる点ですね。先ほど説明しましたように特定の化学構造の合成でん粉は得られません。また加工でん粉は合成化学物質ですから、特定の化学構造のものについて安全性の試験をする必要がありますが、それができないことになります。しかし一応、加工でん粉の安全性は確立されており、何ら問題はないということになっております。

小林 でも先ほどのようにAという1種類の化合物を結合させるだけでも化学構造が異なる、いろいろな加工でん粉の混合物ができてしまうのでは、厳密な安全性の試験はできませんね。まして**人についての安全性の証明など不可能**です。

小藪 そのとおりです。いろいろな加工でん粉の混合物で、しかも合成するたびごとにいろいろな加工でん粉の割合が異なります。

菅井 いろいろな加工でん粉ができることは何となく分かりました。でも化学構造がわずかに違っていても、あまり問題にはならないのではないですか？

小藪 私と俳優の高橋英樹さんとでは顔のどこかがわずかに違うだけなのに、一度も高橋英樹さんに間違われたことはありません。ほんの少し違うだけなのに。

菅井 小藪さん、それはあまり良いたとえではないでしょう。違いが大きすぎます。似ているところは1つもないと思います。私の大好きな高橋英樹さんのイメージが壊れてしまいそうです（笑）。

小薮 脱線転覆。本論に戻るとして、化学構造のわずかな違いは大した問題にならないかどうかですが、**メチャクチャ問題**になります。

たとえばメタノール（メチルアルコールともいいます）とエタノール（エチルアルコールともいいます）は似たようなものなのに、わずかに化学構造が違います。メタノールを飲むと視神経が侵され失明したり、また死亡したりすることもあります。エタノールはお酒のアルコールで一般に飲用されているものです。

このように化学構造の違いはわずかであっても人に対する作用は非常に大きく異なります。もう1つ例を挙げると銀杏《ぎんなん》には、ビタミンB_6（ピリドキシンともいいます）と非常に化学構造が似ているメチルピリドキシンという物質が含まれています。この物質は脳内でビタミンB_6の働きを邪魔し、痙攣《けいれん》など中枢神経麻痺《まひ》症状を引き起こします。

このような例はほかにいくらでもあります。わずかに化学構造が違うだけで人に対する作用は大きく違うのです。

菅井 化学物質というものはビタミンB_6の例のようにほんのわずかな化学構造の違いで、人に対して栄養になったり害になったりすることがあるという点はよく分かりました。今まで茶碗蒸しなどの具として銀杏を食べていたけど、今後は食べないようにします。銀杏に有害物質が含まれているなんて知りませんでした。知らないって怖いことです。

合成でん粉にはどのようなものがあるか

小林 現在、日本で使用されている加工でん粉にはどのようなものがあるんですか？

小薮 非常に専門的になるんですが12種類あります。

①酸化でん粉

でん粉に何か化合物を結合させるのではなくでん粉に薬品を作用させ、でん粉の化学構造の一部を変えたもの。

でん粉にアルカリ性の物質と次亜塩素酸ソーダという酸化剤を加えて化学反応させ、でん粉の化学構造を変えたもの。酸化の程度の違うものがある。

粉末みそ、粉末しょう油、米菓子の艶《つや》出し、麺類、菓子類などに使われている。

②でん粉という鎖を作っているぶどう糖という輪に化合物を結合させたもの

次の11種類があります。

◆アセチル化でん粉（酢酸でん粉）

でん粉に酢酸ビニールまたは無水酢酸を加え、化学反応させて合成したもの。冷凍の麺、タレなどに使用されている。

◆オクテニルコハク酸でん粉ナトリウム（読むとき舌を噛《か》まないでください）

でん粉にアルカリ性物質、オクテニルコハク酸無水物などを加え、化学反応させて合成したもの。

乳化作用があるのでドレッシングなどに使用されている。

◆アセチル化リン酸架橋でん粉

でん粉にオキシ塩化リン（きわめて危険な化合物です）、またはトリメタリン酸ソーダを加えて化学反応を行い、2つのでん粉分子の間にリン酸の橋をかけます。これをリン酸架橋といいます。次にアセチル化でん粉を合成するのと、ほぼ同じ化学反応を行って合成します。

レトルト食品、お菓子などをはじめ食品工業で幅広く使用されていると考えています。以下名前だけの紹介にしましょう。

◆リン酸化でん粉
◆アセチル化酸化でん粉
◆リン酸架橋でん粉
◆リン酸モノエステル化リン酸架橋でん粉
◆ヒドロキシプロピル化でん粉
◆ヒドロキシプロピル化リン酸架橋でん粉
◆アセチル化アジピン酸架橋でん粉
◆でん粉グリコール酸ナトリウム

菅井　舌を噛《か》みそうな名前ばかりです。名前はとても覚えられませんが、大変種類が多いのに驚きました。

小薮　これらのややこしい名前は覚えていただく必要はありません。これらの名前を知ると、加工でん粉が合成化学物質であることを強く認識されるはずです。そのために敢えてややこしい名前を並べたわけです。**知らないうちにわけの分からない、変なでん粉を食べさせられている**ことは認識していただけたでしょうか。

小林　眼からウロコ、脳のフタがハジケル衝撃です。ところで加工でん粉には、どのようなでん粉が使われているのですか?

小薮　特別なでん粉が使用されているわけではありません。私たちが家庭で普通に使用したり、食品製造会社が一般的に使用しているでん粉です。たとえば馬鈴薯でん粉（じゃがいもでん粉）、米でん粉、もち米でん粉、コーンスターチ（トウモロコシでん粉、でん粉のことを英語でスターチという）、小麦粉、小麦粉でん粉、タピオカでん粉（熱帯産）などが合成でん粉の原料として使用されているようです。多いのはコーンスターチ（トウモロコシでん粉）だと思います。

菅井　たとえば馬鈴薯でん粉のアセチル化でん粉と米でん粉のアセチル化でん粉は、まったく同じ化学構造なのですか?

小薮　違います。同じではありません。でん粉の化学構造が違います。馬鈴薯でん粉と小麦でん粉でも化学構造は違います。このようにでん粉の種類により、でん粉の化学構造は異なり、性質も異なります。トウモロコシでん粉であっても、いろいろなものがあります。

たとえばご飯にする米ともち米では粘りが違います。もち米は粘りが強いアミロペクチンというでん粉が主成分となっているから、お餅を作る時に使われるのです。

ご飯にするお米にはアミロペクチンと粘りの少ないアミロースというでん粉が含まれています。このように米のでん粉であっても化学構造は違い、性質も異なります。でん粉の化学構造が異なれば、できる加工でん粉の化学構造は当然異なります。

小林 今までの小薮さんのお話からすると、馬鈴薯でん粉に**アセチル**という部品を結合させる場合、でん粉という鎖を作っているぶどう糖という輪のどの位置に結合するのか、またどこのぶどう糖につくのかで、いろいろなアセチル化馬鈴薯でん粉ができるということになります。そのように考えてよろしいのでしょうか？

小薮 そのように考えてよいと思います。

小林 それでは厳密に安全性を立証することは難しいですね。

小薮 化学物質の安全性試験というのは、**単一化合物について投与量を決めて行うのが原則**です。そうしないと試験の再現性にも問題が生じます。また安全性試験に使用したものと、実際に食品に使用するものとでは化学的に異なるものになります。

たとえばアセチル化馬鈴薯でん粉は、いろいろなアセチル化馬鈴薯でん粉の混合物と考えられます。混合の割合はつねに一定とは限りませんから、厳密な安全性の立証は困難だと考えられます。

菅井　厳密な安全性の立証が難しいのはよく分かりました。しかし最低限アセチル化馬鈴薯でん粉、アセチル化米でん粉、アセチル化もち米でん粉というように、すべてのアセチル化でん粉について**詳しい安全性の立証が必要**ですね。

小薮　私もそのあたりについて知りたいと思っています。

小林　アセチル化以外の10種類の合成でん粉についても同じような問題があると考えていいわけですね？

小薮　まったくそのとおりです。

➡合成でん粉を作る時の副反応により非天然タンパク質ができるかもしれない!!

菅井　今までのお話だけでも大問題ですが、ほかには問題はないんですか？

小薮　よい質問です。今まではでん粉についてのことでしたが、馬鈴薯でん粉、小麦粉でん粉、小麦粉、米でん粉、コーンスターチなどでん粉が存在するところにはタンパク質も存在しています。品種などにより違いがあり、たとえば米には約6％、小麦粉には約8％、トウモロコシで約8%タンパク質が含まれています。

小林　穀類ごとに含まれているタンパク質の種類は違いますし、1種類の穀物、たとえば米には異なる4種類のタンパク質が含まれています。

小薮　タンパク質とでん粉では化学構造がまったく違いますから、合成でん粉との関係ではあまり問題はないと思いますが？

たしかに言われるとおり、タンパク質とでん粉は化学構造が違います。しかし加工でん粉を作る時にタンパク質が一緒にあると、加工でん粉に結合すべき部品が**でん粉とタンパク質の両方に結合**してしまう可能性があるのです。でん粉の場合とタンパク質の場合では、結合する部分の化学的性質はまったく異なるのですがね。

たとえば小麦粉であれば、アセチル化小麦粉でん粉とアセチル化小麦粉タンパク質ができたり、オクテニルコハク酸小麦粉でん粉とオクテニルコハク酸小麦粉タンパク質ができたりする可能性があります。

つまり天然のものとは、**化学構造の違うタンパク質ができてしまう可能性がある**ということです。これはあくまでも私の推測です。

参考

アセチルやオクテニルコハク酸のような部品をでん粉の構成単位であるぶどう糖のOHに結合させると、同時にタンパク質やDNAのNH2（アミノ）に結合する可能性がある。この点についての詳しいデータが存在するのであれば明らかにしてもらいたい。

小林 非天然タンパク質である**合成タンパク質ができるかもしれない**のは非常に驚きです。今まで読んだ食品関係の専門書にも、この点について書いてなかったし、そのような話も聞いたことがありません。もしかすると、この点について問題提起されたのは小薮さんが初めてではないでしょうか？

小薮 私もこの点について書かれている本は読んだことはありませんし、話を聞いたこともありません。私は少しアミノ酸などを原料とした合成の研究をしていたことがあるので気がついたのです。この点についてはデータを見たことがありませんから、あくまでも私の推測ですよ。

小林 タンパク質が化学的に変化しているとなると非常に問題ですね。

特に**食物アレルギーとの関係**がとても心配になります。またタンパク質が人の体内で消化されたアミノ酸やペプチドに変化した時、アセチルやオクテニルコハク酸などが結合したアミノ酸やペプチドができる可能性も考えられます。これらの人に対する影響はどうなんでしょうか？

小薮 毎日摂取する食品ですから、長期間食べ続けるとどうなるか大変心配です。どうなるか私には分かりません。食物アレルギーの点も含めて早急に解明されるべきでしょう。

↓加工でん粉の品質は野放し状態！

菅井 加工でん粉についての問題点は出尽くしたようですね。そろそろ小薮さんのお好きなコーヒーでも入れましょうか。

小薮 いやいやまだ問題点があるんですよ。

小林 小薮さんがコーヒーとタバコで頭のリフレッシュを始めたら時間がかかりますから、今お聞きしたいですね。

小薮 **不純物の問題**です。合成でん粉を作る時に使用するいろいろな化学薬品や副反応で生成されるいろいろな物、さらに今先述べたタンパク質との反応生成物が不純物として考えられます。これらの不純物はどのような化合物がどれくらい含まれているのか、さらにどの量まで許容されるのかといった大きな問題点が**未解決のまま**です。

これでは厚生労働省のお役人や加工でん粉を製造、販売している業者には、消費者、国民の健康、安全を守るという観点がまったくないと批判されてもいたしかたないと思います。恐ろしいことに加工でん粉に関しては、不純物がいくらまでという規制がないのです。**不純物がいくら混ざっていても問題なし**です。ゴミ屋敷みたいな加工でん粉でも使用しても、かまわないということです。とんでもないことです。

菅井 大変不安ですね。私はそのうちあの世ですが、子供には長い人生がありますから、とても心配です。せめて合成でん粉を使用していることが分かるように表示してくれればいいと思います。

小林 大丈夫です、菅井さんは長生きするとご近所でも評判ですよ。私は菅井さんよりかなり若いですから、朝はパン、昼はうどんかラーメン、おやつにケーキやクッキーと加工でん粉が含まれていそうなものばかり食べています。だから、ひょっとすると菅井さんより先に現世とお別れになるかも。それに何とかは薄命と言われます。

どのような加工でん粉を使用していることが分かるような表示がなされていないこと

には腹が立ちます。腹わたから脳みそまで煮えくり返りそうです。

これでは消費者が食品を購入する時に判断のしようがありません。私も菅井さんのようにご飯党に転向しようかしら。

菅井 簡単ですよ。裏の表示をよく見て加工でん粉と書いてある食品を買わなければよいわけですから。表ばかり見てないで裏をしっかり見ることです。

小薮 しかし、ある種の加工でん粉は**乳化剤とだけ表示している**のです。この場合は加工でん粉という言葉はありません。ですが食品の裏の表示をしっかり見ることで、加工でん粉の摂取は相当減ります。乳化剤も問題です。

菅井 分かりました。

小薮 〝クローン牛を食べても安全だ〟としきりに宣伝していたのに2007年になってクローン牛は早く老化したり死亡したりするなど、いろいろな問題が明らかになり食用にはしないようにとの〝お触れ〟が出ました。

加工でん粉についても、後にどのような健康障害が出るか分かりませんね。

細菌性食中毒のように「今日食べて明日激しい下痢」という急性的健康被害はないと思います。それでもでん粉は多くの国民が毎日大量に、しかも長期間摂取するものですから、**どのような健康被害が発生するのか**大変心配です。取り返しのつかないような健康被害が発生しないことを神に祈るしかありません。

光合成といった〝太陽と神からの贈り物〟に人の手を加えることは、遺伝子組み換え食品やクローン牛と同じように、まさに**〝神をも恐れぬ行為〟**だと思います。そのうち神から見放されるかもしれません。科学者の思い上がりですね。私はご飯党です。

菅井 ではこのあたりでコーヒーでも入れましょうか。無添加の。

小薮 菅井さんの入れてくれるコーヒーは実に素晴らしいですね。無添加ではなく〝未添加〟でいただきましょう。

菅井 また私の頭では分からないことをおっしゃる。

小薮 菅井さんの入れてくださるコーヒーには添加物はないのですが、クリームを入れると、その種類によっては添加物が入っている場合があります。ですから無添加とはならないかもしれません。要するに添加物を加える前のコーヒーが未添加コーヒーです。菅井さんの入れてくれたコーヒーに何も加えずブラックでいただく。コーヒー本来の味と香りを楽しみながらいただくということですよ。

菅井 小藪さんはクリームや砂糖のカロリーを意外と気にしていらっしゃるんですね。

補足　特に心配な加工でん粉

①ヒドロキシプロピル化でん粉

でん粉と酸化プロピレンを反応させて製造します。酸化プロピレンは変異原性陽性で動物実験で発ガン性が認められています。この点は厚労省も認めております。ヨーロッパでは幼児向け食品には使用を禁止しています。我が国は野放し。菓子類、パン類、冷凍食品などに使用されています。

②ヒドロキシプロピル化リン酸架橋でん粉

①と同じように発ガン性がある酸化プロピレンを使用して製造します。ヨーロッパでは①と同じく幼児向け食品には使用を禁止しています。

冷凍食品、ソース類、タレ類などに使用されています。表示は他の加工でん粉と同じで、「加工でん粉」、「加工デン粉」、「加工デンプン」のいずれかでよい。

こんな心配も

それぞれの合成でん粉が食品加工および調理中にどのような化学変化を起こすのか。

特にオーブンでの加熱、天ぷら、フライなど高温処理の場合、加工でん粉がどのような化学変化を起こすのかについては、速やかにデータを公表してほしい。

第7章 その他気になる添加物の例

気になる3種類の添加物

添加物は問題だらけです。ここまでに述べてこなかった添加物のうち、特に気になる3種類について考えてみましょう。

菅井 添加物はイッパイあるわけですから、全部お聞きすることはできませんね。

小薮 そうです、そんなことしてましたら夜が明けるでは済みません。年が明けるかも。

菅井 添加物について小薮さんが最後に話しておきたいものがあれば教えていただきたいのですが。

小薮 分かりました。怖いのがありますよ。**摂取して数時間後に死ぬかもしれない添加物**からお話ししましょう。

小林 え、そんな危険な添加物があるんですか？

小薮　あるんです。グリシンです。

↓グリシン　運転手はコンビニ弁当に要注意！　死を招くかも!!

小林　グリシンって、アミノ酸のですか？

小薮　そう**アミノ酸**なんです。牛乳や肉などのタンパク質に含まれています。もちろん我々の体にもたくさん含まれています。

菅井　それなら全然問題ないじゃありませんか？

小薮　そうでもないんです。グリシンには菌の繁殖を抑える作用があるので、保存料の代わりに使われているのです。添加されている食品にはグリシンと必ず表示されていますから、裏面の表示をしっかり見れば分かります。

小林　保存料として添加されているんでしたら、保存料（グリシン）と表示されるのでは？

小薮　鋭い質問です。保存料として表示するのは法令で安息香酸やソルビン酸などと決められているのです。**グリシンは入っていません**。まあ、保存料（グリシン）と表示すれば、賢い消費者は購入時に警戒しますよ。単にグリシンだけのほうがいい。グリシンがアミノ酸であることはかなり知られてますから。グリシンをお弁当やおにぎり、パン類、お惣菜に2～3%添加しておくと、菌の繁殖が抑制され日持ちがよくなります。味には影響ありません。使用できる食品や添加量の規制はありません。

菅井 なぜ危険なんですか？

小薮 グリシンには**眠気を催す作用**があるのです。ですから催眠アミノ酸とかいって売られている。眠れない時に3gほど飲むとよいようです。おにぎりなどには3%ぐらい添加します。少ないと菌増殖を抑える効果が発揮できません。おにぎり1個が約100gですから、1個食べると3gのグリシンを摂取することになります。パン類でも同じです。

小林 つまりおにぎり1個、パン類であれば100g、お弁当のおにぎりやご飯でも同じですよね？

小薮 そうなんです。私が特に心配してるのは**居眠り運転**です。コンビニで買った弁当を食べて車を運転。居眠り運転であの世行き。スッキリした目覚めなし。着いた所は天国で、お釈迦《しゃか》様かイエス様がお出迎え。特に観光バス、夜間の高速バスの居眠り運転で事故を起こせば、被害者は多数に及びます。トラックの運転手さんでも同じですが。

菅井 怖い話ですね。私は地獄で閻魔《えんま》様とご対面かも。主人は車大好きですから厳重に注意してておかないと。まだ稼がせなきゃいけませんから。

小薮　でも交通事故なら保険金が入りますよ、ガッポリと（菅井さん反応なし）。

小林　うちの病院の先生にも知らせなくちゃ。お医者さんは忙しいですから、院内の売店で買ったお弁当なんかよく食べてます。手術中に眠気を催されたら患者さんが死にます。先生は手術ミスで厳しい立場に立たされます。内科の先生だって内視鏡を挿入中に眠気がしたら……想像したくありません。

小薮　高所作業に従事している人も危険です。食品の表に大きく目立つように **〝眠気を催すので危険〟** と書いてもらいたいですね。

菅井　国はナゼ規制しないんですか？

小薮　放置国家ですから。

菅井　納得。要するに国は何もしてくれないので、自分の身は自分で守るしかないってことですね。

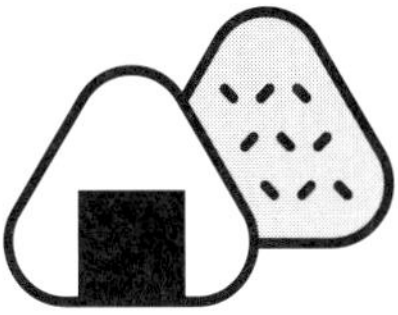

↓リン酸塩で骨がポキポキ折れる。死ぬ場合もある!!

小薮　食品はエネルギーや栄養素を得て成長や健康を保つために食べるもの。

食品を食べて骨がポキポキ折れたのではたまりません。もう食品とはいえません。変な添加物を使うから私も骨が折れるのです。ダジャレを言っている場合ではありません。不健康食品が氾濫《はんらん》している。ナントカしたいです。

リンといいますと骨の成分と思うかもしれませんが、とんでもない事実があるんです。ここでよく勉強していただければリンの危険性から逃れます。

リン酸塩（Na）はリン酸という酸を中和して得られるNa、ナトリウム、塩のことです。リン酸塩（Na）という表示に含まれている可能性があるのは、

①リン酸1ナトリウム
②リン酸2ナトリウム
③リン酸3ナトリウム
④ピロリン酸ナトリウム：いろいろなピロリン酸ナトリウムがあります。
⑤ポリリン酸ナトリウム：いろいろなポリリン酸ナトリウムがあります。
⑥メタリン酸ナトリウム：環状構造、いろいろなメタリン酸ナトリウムがあります。

実はここに揚げたのはナトリウム塩だけです。リン酸塩はこれら以外にもカルシウム塩、カリウム塩、鉄塩、アンモニウム塩が添加物として認められています。

難しくてすいません。実際に**へんてこりんなものがイッパイある**ことがお分かりいただければ十分です。

菅井　リン酸塩はどんな食品に使用されているんですか？

小薮　あらゆる食品に使用されていると考えてください。カマボコ、ちくわ、ウインナーのような練り物からラーメン、チーズに至るまで広く使用されています。

いろいろなリン酸塩を混ぜて使用しています。練り物の場合、結着性を高め保水性をよくし独特のプリプリとした弾力が強くなります。消費者も弾力の強さを求めてはいけません。そこそこの弾力があればよいではありませんか。カマボコなどの水産物練り物製品の原料として一般的に使用されているのは、スケソウダラをミンチにして冷凍したものです。これを冷凍すり身といいます。この冷凍すり身を作る時にいろいろなリン酸塩を添加します。このリン酸塩はカマボコなどに表示しなくてもよいのです。

このような業界にとって都合のよい抜け道を**《キャリーオーバー》**と言っています。うまい言葉を考えたものです。感心します。

ですから、すり身を使用した食品ではリン酸塩の表示がなくても、リン酸塩が添加されているとお考えください。

カマボコなどの水産練り製品、ウインナーなどの畜肉練り製品は原料を練り合わせて整形、加熱して作ります。この練り合わせる工程が添加物屋の餌食《えじき》にされているのです。錬り合わせる時にまだ何か添加物を加えることができないかと添加物屋は今、現在も考えているのです。自分たちの利益のために。実際に食べる消費者のことなどまったく念頭になし。

リン酸塩はこれら以外にも　膨張剤（ベーキングパウダー）やお菓子やパン類のイーストフードの成分として、pH調整剤、ラーメン製造時の〝かん水〟、チーズの乳化剤など多方面で大活躍です。

膨張剤、イーストフード、pH調整剤、かん水と書いてあれば、リン酸塩が添加されているかもしれないと考えてください。これらの場合、リン酸塩の表示はありません。実にケシカランことです。

菅井　私が食べてる食品はリン酸塩だらけ!!　その他には?

小薮　果汁、なめこ、マッシュポテト、レッドチェリーなどの**変色防止**にも使用されています。味噌の色を明るく鮮明にするためにも添加されています。カルシウム塩以外は使用基準がありませんから、

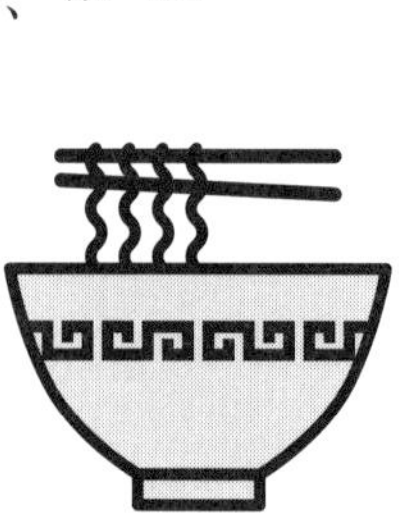

菅井　あらゆる食品に使えるんですよ。使用量の制限もありません。

でもリンって人間に必要なのでは？

小藪　たしかに人間にはリンが必要です。人間の体重の1%はリンです。リンはカルシウムの次に多いミネラル（無機成分）です。

健康一口メモ

人間の体のリンは80%～85%がカルシウムと一緒に骨や歯に存在しています。ですからリンが少ないと骨や歯に問題が生じます。

骨の病気はリン、カルシウム、ビタミンDの不足で起こります。

ビタミンDは小腸からのリンやカルシウムの吸収を促進し、さらに骨や歯への沈着を助けます。

だからといってビタミンDをたくさん摂取すれば良いわけではありません。ビタミンDの過剰摂取は腎臓障害、組織の石灰化、高カルシウム血症を引き起こします。ですからサプリメント、栄養補助食品などを利用することによる過剰摂取に気をつけましょう。

カルシウムは食事で摂取しましょう。

カルシウムを多く含む食品：牛乳、チーズやヨーグルトなどの乳製品（バターを除く）、パセリ、大根の葉、かぶの葉などの野菜、ひじき、あおのり、コンブなどの海藻類、干しえび、小魚、豆、ドジョウには特に多い。牛乳のカルシウムは吸収がよい。魚の干物や油揚げにも含まれていますが、脂質の過酸化物が問題になるからご注意ください。

乳製品については添加物のないものを選んでください。

菅井　リン酸塩って骨が丈夫になるんですよね？

小薮　**リンは人の味方にも敵**にもなります。骨の病気はカルシウム、リン、ビタミンDの欠乏により骨が軟らかくなることにより起こります。骨軟化症です。

これが子供で起こると〝くる病〟、大人で起こると〝骨粗しょう症〟です。

またリンが欠乏すると発育不良や食欲不振を引き起こします。

特に骨粗しょう症になると、少しの衝撃で骨がポキポキ折れやすくなりますね。

骨の成分はリンとカルシウムが主体ですから、カルシウムも摂取する必要があります。

だからといってカルシウムをたくさん摂取すればよいというわけではありません。

カルシウムを過剰に摂取すると**ミルクアルカリ症候群**といって、頭痛、吐き気、腎臓結石、腎不全などを起こします。サプリメントなどで、必要以上のカルシウムの摂取は控えたほうが賢明かと思います。

補足

リンの摂取量はカルシウムと同じかカルシウムの摂取量の2倍以内がいいとされております。かといってリンを過剰に摂取すればいいのではありません。

リンは動物性食品、植物性食品に広く含まれており、普通に食事をしていれば不足することはありません。

↓リン酸塩で死ぬ!!

菅井 リンの怖いお話はないんですか？

小薮 ありますよ、**過剰摂取の問題**です。リンはリン酸塩としてはあらゆる食品に添加されているから、添加物として摂取するリンは過剰分と考えてください。これがリンの過剰摂取の問題なのです。リンの摂取量が多くなると、**カルシウムの吸収率の低下**を招きます。するると骨からカルシウムが溶け出して、骨がスカスカになり、ポキポキ折れやすくなります。骨粗しょう症です。怖いですよ。歯も弱くなります。骨粗しょう症の人が転倒すると死亡することだってあります。**助かっても寝たきり**になることもあります。

菅井 リン酸塩は怖いですね！　私、頭がスカスカなのにそのうえ、骨までスカスカになったら耐えられませんわ。

小林 もっと怖いことがありそうですが。

小薮 そのとおり。リン酸塩で死にますよ。心臓病でポックリ！

菅井 え？　死ぬんですか？

小薮 ナゼ死ぬかといいますと、リンの過剰摂取によりカルシウムの吸収率が低下し、連動してマグネシウムや鉄の吸収も悪くなります。人のマグネシウムの約60％は骨に存在しております。マグネシウムが不足すると不足分を補うために骨のマグネシウムが溶け出します。マグネシウムが不足すると神経過敏症、筋肉の痙攣《けいれん》（テタニー）、抑うつ症、不安感、集中力の低下などの神経疾患を起こす可能性が高まります。また恐ろしいことに虚血性心疾患を起こすともいわれています。

これは死を招く、きわめて深刻な事態ですよ。

（「栄養学」、全国調理師養成施設協会編、２０１３年、39ページを参考にしました）

㊟虚血性心疾患……心筋梗塞です。死亡率が高い。すべての虚血性心疾患の原因がマグネシウムというわけではありません。

添加物ごときで死にたくありませんね。

小林 栄養学では鉄が不足すると、貧血、食欲不振、集中力の低下などを引き起こすとされています。若い女性には貧血の症状を起こす一歩手前の状態である**潜在的鉄欠乏症の人が多い**ようです。

小薮 リンの過剰摂取は骨がポキポキ折れる骨粗しょう症だけでなく、いろいろな病気に関係しております。菅井さん、死を招くこともあるなどお分かりになったでしょうか？　年配の人だけでなく若い女性も要注意なんです。

リン、カルシウム、マグネシウム、鉄は野菜、果物、牛乳、肉、魚などをバランスよく食べれば不足することはありません。

病人や妊婦などでどうしても不足する場合には、医師の診断のもとで適切に対処されることをお勧めいたします。

私も食品からリン酸塩を追放しようと頑張っているんですが、なかなか骨が折れます。ダジャレを言っている場合ではありませんが。


負けるなコンビニ、スーパー！　リン酸塩をやめろ！　消費者は喜びますぞ

かなり昔、あるコンビニ大手が《リン酸塩不使用》と大々的に宣伝しておきながら、すぐに販売を取り止めたことがあります。食品業界、流通小売業界から冷たい目で見られていました。

リン酸塩不使用を「売り」にして売り上げの増大をねらったとか何とか言われて叩かれたようです。食品会社、添加物メーカーから相当の圧力があったとか。

私は理由はともあれ、この《リン酸塩不使用》を貫いてほしかった。何はともあれ添加物が減ることは良いことだと思います。

それでこのコンビニが儲かったとしても良いではありませんか。このコンビニにはその後、トランス脂肪酸（有害脂肪酸、私はトランス死亡酸と呼んでいます。後述）ゼロの食品しか扱わないと言って食品業界を驚かせました。

しかしながら社内？　からの反対でこれもあえなく挫折《ざせつ》しました。残念でなりません。有害なものを排除することを宣伝に使うことは大いに結構。

このコンビニさん、再び大々的にやってください。期待しています。リン（凛）として頑張ってください。

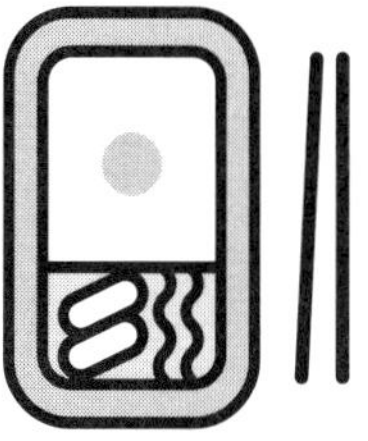

↓カラメルって得体が知れない不気味な合成着色料です!!

菅井　カラメルというのはアメのことですか？

小薮　**トンデモない！**　レッキとした合成着色料です。法令上は厚かましくも既存添加物、つまり天然添加物として扱われているんです。我が国で使用されている食品用着色料の80%はカラメル色素です。いわば食品用着色料の王様です。それだからしっかり勉強しておかれたほうがよいと思いますよ。

小林　表示はカラメル色素だけでもよいのです。着色料は書かなくても。もちろん着色料（カラメル）でもかまいませんが。

小薮 そうです。着色料という言葉は書かなくてもよいのです。カラメルという言葉はアメのカラメルを連想しますから**営業的にいい**ですね。

菅井 今まで誤解してました。カラメルはアメのことだと思ってました。カラメル色素はどのようにして作られているんですか？

小薮 砂糖製造時の副産物やいろいろな糖類を含むでん粉加水分解物などに亜硫酸化合物、アンモニア、酸、アルカリなどの化学薬品を加えて加熱して製造します。加える化学薬品の種類などの違いによりカラメルⅠ、カラメルⅡ、カラメルⅢ、カラメルⅣの4種類があります。黒いコールタールみたいなものなんです。アメのカラメルとは見た目にもまったく別ものです。薬品を加えて化学変化させて作るわけでレッキとした合成着色料ですよ。ですがなぜか法令上は昔から天然添加物（既存添加物）として扱われているのです。摩訶不思議。

私は大至急、**合成添加物**（指定添加物）**にするべき**だと考えています。実はカラメルの成分はいかなる化学物質かよく分かっていない。つまりわけの分からない化学物質を我々は食べさせられている。食品での表示はこの4種類のどれであっても、また何種類かを混ぜたものであっても、単に〝カラメル色素〟、もしくは〝着色料（カラメル）〟だけでいいのです。使用量の制限はありません。ですからタップリ使えます。

カラメル色素の問題点　イメージは良さそうなんですが

小林　カラメル色素は問題なんですか？

小薮　大ありですよ。何から説明しようかと迷っているんです。

第一に、糖類にいろいろな化学薬品を混ぜて加熱すると、多種類の物質を生成します。ですからカラメルは多種類の物質の混合物なのです。一部の物質については分かっているようですが、事実上**どんな物質の混合物か不明**です。作るたびに含まれているいろいろな物質の割り合いは違うと考えられます。使用する原料によっても違ってきます。この点が他の添加物と大きく異なるのです。

第二に、法令上不純物がたくさん含まれていても許されるのです。まあ〜、わけの分からない物質の混合物ですから、どうしようもないんですが。

普通の添加物であれば、その物質が95％以上含まれることというような規定があります。この場合不純物は5％以内となります。この数字が100％に近いほど高純度で品質が良いといえるんです。

ところがカラメルについては、このような規定がない！ 第一、第二の理由からカラメルの精確な安全性試験など不可能なのです。

第三に、カラメルを作る時、副産物として発ガン性があるといわれているイミダゾール化合物ができることがある。イミダゾール化合物の発ガン性について興味あるレポートがあります。

イミダゾール化合物をラットに2年間投与した実験では、発ガン性の結論が出なかった。ところがマウスに2年間投与した実験では、肺腫瘍の発生率が増加したのです。ラットもマウスも白いネズミです。似たような動物であっても作用が違うのです。では人間様であれば**「どうなんだ」**ということになりますよね。ところがその点について厚労省は口《くち》にチャック。何も言わない。疑わしきは国民の利益という方向で処理してほしいものです。

すでにお話ししたとおり添加物に限らず化学物質の安全性は、動物によって異なるのです。このイミダゾール系化合物で図らずも明らかになりました。このイミダゾール化合物については法令で規制されているものの、厳格にこの規制が守られているかどうかです。何もカラメルだけではないんですが、**当局の立ち入り検査が甘い**んです。
　以上の観点からカラメルは即刻使用をやめるべきです。しかしながらお役所は足と腰に鉛の桎梏《しっこく》（手かせ足かせ）がついているように動きません。
　コンビニ、スーパーなど小売り業界が取り扱いを中止すればよいのです。消費者は裏面の表示をきちんと見るべきです。必ず表示していますから。

菅井　それでカラメル色素（カラメル）は、どのような食品に使用されているんですか？

小薮　その前に、カラメルは着色する目的を持って食肉、鮮魚介類、こんぶ、ワカメ、茶、ノリ、野菜に使用することは禁止されています。**鮮度を誤魔化すことができる**からです。着色料一般にこのようになっています。カラメルは、これら以外のあらゆる食品に使用できます。添加量の制限もありません。いくらでも添加できます。カラメルは他の着色料と異なり、ローストの風味、コクなどがあります。プリンに茶色のドロッとしたものがかかってますね。あれはカラメルです。ソース、しょう油、タレ類、飲料、お菓子、漬け物、味噌、乳製品、その他の加工食品です。ウィスキーやブランデーのような酒類にも使用されています。日本で**最も多く使用されている着色料はカラメル**なんです。中国製など輸入品にも多いようです。

菅井 加工食品全部みたいじゃありませんか。これからは買う時、目を皿にして表示をよく見ることにします。

小薮 菅井さん、目にゴミが入りますよ!!（笑）。

↓ 極悪人扱いの発色剤、亜硝酸はそんなに危険なのか？

小林 食品添加物を批判するような本や週刊誌は、ハムなどに使用されている**発色剤である亜硝酸を特に悪者扱い**にしてます。でも、あれってどうなんでしょうね？　小薮先生のご見解をぜひお聞きしたい。

小薮 小薮先生ですか。先生と呼ばれるとお尻がムズムズします。ハムのあの美しいピンク色は発色剤である亜硝酸塩と豚肉の成分が化学反応して生成されるんです。発色剤である亜硝酸は極悪人扱いです。

週刊誌から添加物についての記事を頼まれると、亜硝酸塩の有害性はぜひ書いてほしいという。その場合、私は断っています。私が断ったからでしょうか、別の人が亜硝酸塩とハムをこき下ろす記事を書いていました。

菅井 なんで断るんですか。謝礼が少ないから？（笑）。

小薮 謝礼は関係ありません。ウソは書きたくないんです。ハムに添加される亜硝酸塩の量的規制はないものの、残存量は亜硝酸イオンとして70ppm以下という規制があるのです。添加した亜硝酸塩は肉の成分と反応して、あのピンク色に変わります。したがってハム中では**亜硝酸塩は大幅に減少**するのです。だいぶ前ですが、私が分析したらハム中の亜硝酸の残存量は数ppmでした。

菅井 でもハムに亜硝酸塩は含まれているわけですよね。危険性はあるじゃありませんか。

小薮 そこなんですよ。大根、白菜、キャベツなどの野菜には亜硝酸ではないのですが、硝酸イオンがたくさん含まれています。たとえば最大値でいえば小松菜9000ppm、キャベツ1600ppm、大根6500ppmといった具合です。他の野菜にも含まれています。これらの野菜を食べると、硝酸が人の体の中で亜硝酸イオンに変化し、唾液中の亜硝酸が増えます。唾液中の亜硝酸イオンの量は口の中の微生物の種類や量によって大きく違うものの10数ppmぐらいでしょうか。したがって**ハムに含まれている亜硝酸なんか微々たるもの**と言えます。まあ毎日ハムを10kgも食べる人は別ですが。

亜硝酸を気にするのであれば野菜を食べないこと、数時間おきに歯磨きして口腔殺菌剤で口を漱《すす》ぐことでしょう。野菜の硝酸が口腔内の細菌により亜硝酸となり、この亜硝酸が血管拡張作用や抗菌力を発揮し循環器疾患や虫歯の予防に役立っているらしい。もちろん多すぎないことも重要で、ハムなんかの亜硝酸は問題にならない量です。ハムの発色剤である亜硝酸塩悪玉論は見当違いです。

小林 そういわれてみれば、そうですね。納得しました。

菅井 ではハムはいっぱい食べても大丈夫なんですね。高いですから、たくさん食べると懐が病気になりそうです。

小薮 ハムが絶対に安全だとは言っていません。ハムにはリン酸塩や化学調味料などが使用されていますから。少し難しいんですが、ハムのあのピンク色は亜硝酸塩が肉の成分と反応して生成したニトロソミオグロビンという物質なんです。この物質についての安全性はどうなんだという疑問があります。

小林 難しい問題ですね。**食べるにしても少量**にしましょう。懐の健康のために。ということでどうでしょうか？

小薮 そういうことにしましょうか。封を切らなければ長く保存できますから、タンパク源としては便利ですし。

食べても問題のない添加物ってあるんですか？

菅井 添加物の摂取は控えたほうがよさそうと分かりました。でも添加物ってイッパイあるでしょう。食べても問題なさそうな添加物ってないんですか？

小薮 いい質問ですね。私はすべての添加物がダメとは言ってません。食べても心配のない添加物だってあります。清涼飲料水などに使用されている**クエン酸**や**その塩類**です。クエン酸はかんきつ類にたくさん含まれているし、人の体の中でも作られるんです。

L-酒石酸と**その塩類**はぶどう酒に多く含まれています。

乳酸および**その塩類**はヨーグルトなどに含まれています。

酢酸および**その塩類**は酢の成分です。それに清涼飲料水の炭酸ガスです。これらは法令で定められた規格基準が厳重に守られていれば心配はありません。

菅井 分かりました。添加物すべてが心配ということではないんですね。

第8章

タンパク質の加水分解物は天然物か？　安全か？

↓タンパク加水分解物はトンデモない

菅井　これは私が毎日使っているダシしょう油なんです。結構味がよいので煮物から天つゆなどにこれを使ってると、旦那は美味しそうに食べるんですよ。我が家の常備調味料なんです。原材料表示を見ますとタンパク加水分解物と書いてある。ですが／スラッシュの前に書いてあります。ということは添加物ではないんですか。何のために使ってるんですか？

小薮　うま味などの味付けや味を調えるために使用してるのです。添加物である調味料（アミノ酸等）と一緒に使用されることが多いですね。

菅井　タンパク加水分解物は添加物ではないわけですから、安全性とかに問題はないんですか。

安心して口に入れられますよね。

小薮　**トンデモない!!**　現行法上は魚、お肉、さつま芋などと同じように食品そのものとして扱われております。添加物としては扱われておりません。そのように添加物ではありませんから、あらゆる食品に使用できますし、使用量の規制もありません。ですがタンパク加水分解物は人工的に製造されるものですから当然、添加物として扱うべきです。

菅井　どのようなタンパク質が加水分解の材料として使われているのですか?

小薮　小麦や大豆のような植物タンパク質、ゼラチンや魚や鶏肉のような動物タンパク質が使われているようです。

小林　タンパク加水分解物は人がタンパク質を食べたら、消化されてもできるものです。ですから添加物ではなく、天然物の食品と同じように考えてもよろしいのではないのですか。

小薮　それが違うんです。タンパク質を人の体内ではなく**人工的に加水分解することが問題**なのですよ。つまり加水分解の方法が問題なのです。

タンパク加水分解物の製造方法として、

★塩酸で加水分解する方法

★酵素で加水分解する方法

があります。

小林 まず塩酸を使用した加水分解からおうかがいしたい。劇薬の塩酸を使用するというのは聞いただけでも怖い気がします。

小薮 塩酸を使った加水分解では、

①使用している塩酸および中和

②塩酸によりアミノ酸その他が化学変化した物質の生成

③発ガン性物質の生成

の3点が問題になります。

①については、高濃度の塩酸を加え高温で加熱します。これは胃の中とは大きく違う。塩酸が残っていては食品には使えませんから、カセイソーダなどで中和するわけです。かなりの量を使用します。塩酸やカセイソーダを使用し中和され、合成食塩がかなりの量生成されます。しかしなんの表示もない。

小林 塩酸によるタンパク加水分解物については使用する塩酸、カセイソーダに含まれているさまざまな不純物も大きな問題になります。

小薮 まさにそのとおりです。ですから生成した合成食塩は添加物として規定に厳重な規格を設けるべきです。

小林 次に②ついて具体的にお聞かせいただければと思います。

小薮 トリプトファンなどさまざまなアミノ酸が塩酸により化学変化を受けて、天然には存在しないさまざまな物質になります。それらがどれぐらいの量含まれているのか、健康にどのような影響を与えるのかについて分かっておりません。とんでもない悪影響があるかもしれません。早急に解明されるべきでしょう。これらの未解明な物質の安全性に関して、私は非常に気になっています。

小林 タンパク質を塩酸で加水分解する時、トリプトファンなどのアミノ酸が化学変化して何か**変な化合物が生成される**というのは初めて聞きました。食品関係の専門書でも、この点に触れているものはないと思います。

小薮 ③についてお話ししましょう。少し専門的になるんですが、DCP、MCPという突然変異を起こす物質が生成されるのです。

突然変異を起こす物質は、きわめて高い確率で発ガン性が確認されています。この点についてはメーカーも気をつけているようですが。これらの物質はタンパク質ではなく原料に含まれている脂質が変化して生成するのです。タンパク質加水分解物といってもアミノ酸だけがつながったタンパク質だけの加水分解ではありません。炭水化物や核酸、脂質も含まれています。これらも加水分解されたり、いろいろな化学変化を受けます。その結果、いかなる物質ができるのかは分かっておりません。非常に不気味です。

酵素によるタンパク加水分解物は安全か

菅井 カラメル、タンパク加水分解物、イメージは良さそうなんですが、トンデモない代物ですね。十分気をつけなくちゃいけません。

小林 そういえば小藪さんは食品添加物や医薬品など化学物質の研究開発だけではなく、安全性についても研究をされておられたその道の専門家だったんですね。

現在食品関係の会社におられるので食品の専門家というイメージが強かったんですが。

小藪 いろいろな経験をしました。おかげで退屈な人生ではありませんでした。

小林 塩酸によるタンパク加水分解物については分かりました。ところでタンパク質の酵素による加水分解物は、人の体の中で起きる消化と同じですから問題はないはずです。

小藪 それがそうでもないんですよ。

小林　何が問題なのですか？

小薮　分解に使用する**酵素が問題**なのです。使用する酵素は主に微生物を培養して作られているのです。

菅井　微生物の培養というのは分かったような、分からないような感じなのですが、簡単に説明していただけますか？

小薮　食パンに少し水をかけて乾かないようにラップで包み、テーブルの上に5〜7日程置いておくとどうなりますか？

菅井　カビやらバイ菌やらがいっぱい増えて、とても気持ち悪い状態になります。

小薮　それも微生物の培養の一種なのです。要するに微生物の培養というのは、微生物をたくさん増殖させることです。一般には液体の栄養液の中で増殖させます。

菅井　微生物を培養して何かできるんですか？

小薮　私も若い頃、今でも気持ちは若いのですが、いろいろな微生物を培養して薬になりそうな物質を作る研究をしていたこともありました。

微生物は抗生物質などの医薬品、酵素、ビタミン、アミノ酸など有用な物質も作りますが、アフラトキシンのような有名な発ガン物質など、きわめて危険な物質も作ります。

このように微生物は**さまざまな毒も作る**のです。
ちなみに現在世界最強の毒は細菌の一種であるボツリヌス菌が作る毒です。この毒は青酸カリなどとは、まったく比較にならないほど強烈です。

菅井 もう気持ちが悪いのを通り越して恐怖です。ところで本論の酵素によるタンパク加水分解物の話を続けていただきたい。

小薮 そうでした。少し横道にそれました。微生物の培養物からタンパク質を分解する酵素だけ抽出したものを使用するわけではありません。さまざまな不純物を含んだ状態のものが酵素として使用されるわけです。多種多様な不純物について非常に不安に思っています。酵素以外の不純物はかなりの量になり、不純物の種類も多いんです。この不純物に関する安全性は証明されておりません。
食品は幼児から高齢者までいろいろな人が長期にわたって食べる点を考えると、非常に心配です。

小林 タンパク加水分解物というと何か安全そうに思えていたのですが、そうでもないことがよく分かりました。

菅井 ところで2種類のタンパク加水分解物のうち、どちらがたくさん使用されているんですか？

小薮 酸によるタンパク加水分解物です。こちらのほうが**パンチの効いたうま味を持っている**からです。

このように人工的に作られた問題のあるタンパク加水分解物が添加物としての規制を受けることなく、食品そのものとして扱われていることは重大な問題です。

小林 少なくとも大至急、添加物にするべきです。小薮さんの指摘された問題点をクリアしてからですが。

菅井 期待できませんね。なにしろ放置国家ですから（笑）。

小林 笑ってる場合じゃありません!!

小薮 添加物のお話はここまでにしましょう。これ以上やってますと夜が明け、年が明けます。

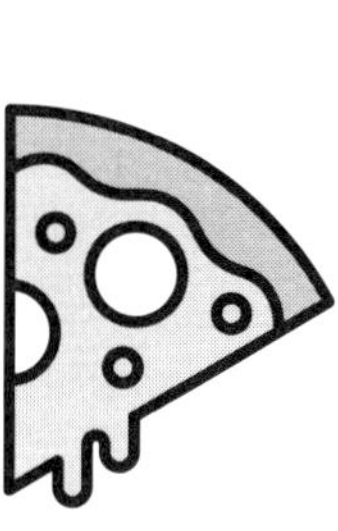

蛇足 **悪魔のささやき**

化学調味料無添加、化学調味料不使用食品の製造法

酵母エキスにはうま味成分であるグルタミン酸などをたくさん含む製品があります。タンパク加水分解物と酵母エキスを上手に使用すれば化学調味料を使用しないでうま味の効いた食品を製造できます。

第9章

合成食用油脂、精製加工油脂

―悪魔の脂肪酸（死亡酸??）、トランス脂肪酸

死亡酸といってもトランス脂肪酸

天然物である食用油脂に化学の魔手が入っているのをご存知でしょうか？

有害なことが明らかにされている合成食用油脂を多くの国民がほぼ毎日食べさせられているのです。

合成食用油脂には「トランス脂肪酸」という有害成分がかなりの量含まれています。

テレビ、新聞、週刊誌などで報道されております。

有害性が問題になっている**〝狂った脂肪酸〟**であるトランス脂肪酸について、合成食用油脂という観点から考えてみましょう。

合成でんぷんと並んで、きわめて重要な問題です。

小薮　菅井さん、合成食用油脂というものをご存知ですか？

菅井　全然知りません。食用油脂は菜種、大豆、綿実《めんじつ》、トウモロコシなどの植物から絞って作るということは知っていますが。

有機溶剤を使用して抽出して作ることが多いということぐらいは知っていますよ、昔大学で習いましたから。しかし合成食用油脂というものはまったく知りません。きわめて特殊なものなのではないのですか？　小林さんはご存知ですか。

小林　私は昔ではなく最近大学の管理栄養士課程を卒業したのですが、やはり聞いたことはありません。

小薮　お2人が知らないのは当然だと思います。合成食用油脂という言葉は、**今まで存在しませんでした**からね。

これは一般の人が分かりやすいように私が作った言葉ですから。コヤブ作の造語と考えてください。食品業界ではよく**加工油脂**といっています。

加工油脂では何のことかよく分かりません。後でお話ししますが、菜種油などの天然の油脂に化学変化を加えて製造するわけです。ですから**レッキとした合成品**なのです。合成油脂なのに、合成でんん粉を加工でんん粉といってごまかしたのと同じような発想で合成油脂を加工油脂としたわけです。

加工油脂がすなわち、私がいうところの合成油脂なんです。これは私の推測ですが、合成食用油脂では世間体が悪い。それでは消費者が購入する時、警戒するから加工油脂という言い方にしたのではないかと思います。

小林 せめて〝化工油脂〟ぐらいにはしてほしかった。このあたりにも消費者に正直でなく、何とかして消費者を欺こうとする食品業界の意図を感じます。厚生労働省あたりのお役人も消費者に分かる名称にするように指導すべきなのに**黙認したまま**です。精製ラード（豚脂）も加工油脂と称していますが、これは〝精製ラード〟とすればよいと思います。最近マーガリンやファットスプレッドの表示を注意してよく見ると〝食用精製加工油脂〟という記載があります。これは合成油脂と考えて良いのですか？

小薮 食用精製加工油脂とは合成油脂と考えて良いと思います（平成28年2月24日農林水産省告示第489号。食用精製加工油脂の農林規格）。ついでにお話ししておくと油脂の用語に関しては、農水省と消費者庁が関係しているため、なかなかめんどうで難しい。

食用精製加工油脂という言葉を普通の人は、食用に精製された油脂と解釈するでしょうね。普通のサラダ油より精製度の高い食用油脂と思うでしょうね。

菅井 合成油脂を食用精製加工油脂といって消費者を欺くなんて、あきれてアゴが外れてしまいそう。よく消費者をダマす名前を付けて恥ずかしくないのですかね。このような表示を許しているお役所の感覚が理解できません。

小林 私も同感です。お役所と油脂業界、食品業界が一体となって**消費者をゴマカしている**わけです。

小薮 そのように解釈されてもしかたありません。何しろお役所は東大出がゴロゴロいるところですから。消費者も食についてよく勉強しなければダマされっぱなしになります。これは食品の裏をしっかり見ても分かりませんね。勉強するしか……。

小林 厚生労働省や農林水産省、消費者庁といったお役所が守ってくれていると思っていると、とんでもないことになります。

菅井 ところで食用精製加工油脂、つまり小薮さんの言われる合成油脂というのはどんなものなんですか？

小薮 油脂には牛脂肪や人の皮下脂肪のように常温で固体のものから菜種油、大豆油、トウモロコシ油のように常温で液体のものまであります。いずれもグリセリンという物質に3個の脂肪酸という物質が結合した形になっています。

図2をご覧ください。

脂肪酸には飽和脂肪酸と不飽和脂肪酸があります。飽和脂肪酸というのは脂肪酸の炭素にもうこれ以上水素が結合できない、言い換えると脂肪酸の炭素が水素で飽和されている状態の脂肪酸のことです。

不飽和脂肪酸というのは脂肪酸の炭素に水素が十分に結合してなく、まだ水素が結合できる余地がある、言い換えると脂肪酸の炭素が水素で飽和されていない状態（これを二重結合といいます）の脂肪酸のことです。液体の油脂は不飽和脂肪酸が多く、個体の油脂は飽和脂肪酸が多いのです。液体の油脂の不飽和脂肪酸に人工的に化学反応を行い、水素を結合させ飽和脂肪酸に変えた油脂が合成食用油脂です。

菅井　不飽和脂肪酸とかに水素をくっ付けると、何か良いことがあるんですか？

小薮　**食品業界にとっては良いことがある**のです。たとえば大豆油のような液体の油脂に水素を結合させると、いろいろな硬さの油脂が得られます。結合させる水素の量が少なければ軟らかく、多いほど硬くなります。天然のバターと同じぐらいの硬さのものから米の

図2　**油脂の概念図**

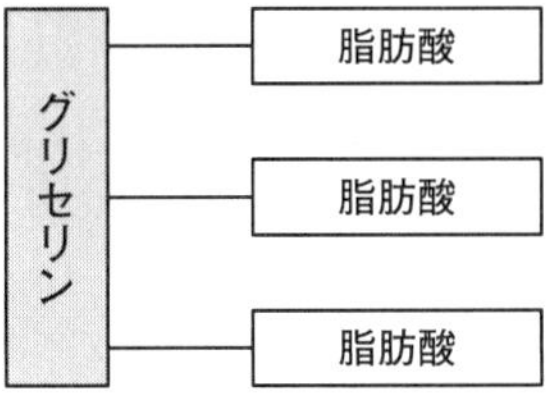

ように硬いものまで製造できます。
法令では食用精製加工油脂と呼ばれていて、業界では水素添加油脂、部分水素添加油脂、水添油脂、硬化油などと言っています。

菅井 マーガリンは小薮さんの言われる合成食用油脂ですよね？

小薮 マーガリンというのは食用油脂に水素、その他を加えて製造したもので、油脂が80％以上のもの、ファットスプレッドは油脂が80％未満のものです。使用される食用油脂には合成油脂、言い換えますと食用精製加工油脂などが使われている場合が多いと思います。パンなどに塗りやすくするために少し軟らかめのファットスプレッドがよく売れるそうです。
またクッキーなどの菓子類を作る時に、サクサク感を出すために使用するショートニングなどにも使われています。
合成食用油脂であればいろいろな軟らかさのものが得られますから、便利なわけです。もちろんすべてのマーガリン、ファットスプレッド、ショートニングに合成食用油脂が使用されているとは言い切れません。

小林 小薮さんにしては少し歯切れが悪いように思います。

小薮　きつい指摘ですね。歯切れよく言いたいのですが、どれぐらい合成食用油脂がショートニングに使用されているのか、どのような菓子類などに使用されているのか分からないのです。なぜなら合成食用油脂を使用していても菓子類の表示には**〝食用油脂〟**とか**〝ショートニング〟としか書いていない**からです。これでは誰も合成食用油脂が使用されているのかいないのか分かりません。
　〝かなり使用されているらしい〟としか申し上げられなくて残念です。

菅井　なぜ天然の食用油脂と区別して合成食用油脂であることが分かるように表示しないのですか？　これでは私が井戸端会議でお茶しながら食べるお菓子が安心して選べないじゃないですか！

小薮　菅井さんの怒りはごもっとも。私もそう思います。
　なぜ合成油脂であることが誰にでも分かるように表示しないのか、**この世の七不思議**。食用油脂とだけ表示して、実は１００％合成食用油脂ということも決してまれではありません。

菅井　それでは牛肉１００％と言いながら、実は豚肉を混ぜ込んでミンチ肉を作っていた〝牛肉偽装事件〟と同じ類。

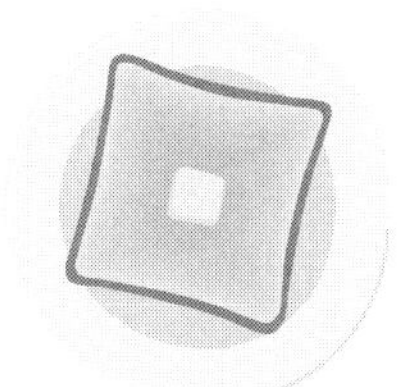

小薮 牛肉に豚肉を混ぜても健康への影響はありません。消費者をダマしたことは悪いことですが。合成油脂には後でお話しする **〝悪魔の脂肪酸〟**、正式にはトランス脂肪酸が含まれており、健康に対し悪影響を与えます。**牛肉偽装事件より深刻な問題**だと思います。

小林 天然の食用油は小麦粉、お米などと同じ〝食品そのもの〟なのに、合成油脂は合成添加物に該当するのではないのですか？

小薮 まさに正論です。少なくとも合成添加物として扱うべきですね。しかし現状はまったく違います。現状は合成油脂も天然の食用油脂と同じように〝食品そのもの〟として扱われています。農林水産省、厚生労働省などのお役所、合成油脂メーカー、食品製造会社、食品流通企業が絡んだ〝官民一体の食品偽装事件〟と考えられます。牛肉偽装事件より悪質と考えられます。

これでよくお役所の連中は賞味期限をごまかした会社などを強く非難したり、指導したりできるものですね。

合成でん粉と同じように合成食用油脂であることを消費者に知られないように官と民が深い霧で包み込み暗い闇の中に閉じ込めてしまったのです。

⬇トランス脂肪酸には多くの種類がある

菅井 トランス脂肪酸って何ですか？ 健康に悪そうなことは理解できたのですが。

小藪 油脂の脂肪酸には飽和脂肪酸と不飽和脂肪酸があることは説明したとおりです。

トランス脂肪酸は不飽和脂肪酸に水素原子を結合させる時に生成する。

バターにもトランス脂肪酸は少し含まれていて、これは牛の中に生息している微生物の作用で生成する。

天然の油脂の不飽和脂肪酸はシス型なんですが、水素原子を結合させる際に一部がトランス型に変化するんです。このトランス型の脂肪酸のことをトランス脂肪酸といいます。

菅井 トランス脂肪酸というのは1種類なのですか？

小藪 いい質問ですね。たくさんあります。これは化学的にはかなり難しい問題ですが、いろいろなトランス脂肪酸があると理解してください。

小林 そうなんですか!! **いろんなトランス脂肪酸がある**ことは知りませんでした。この点に

小薮　ついて書いてある本を見たことがありません。不勉強が恥ずかしいです。ぜひお聞きしたい。食用油脂に多く含まれている不飽和脂肪酸としてオレイン酸、リノール酸、リノレン酸などがあります。オレイン酸は不飽和結合が1つですから、トランス脂肪酸は1つ、リノール酸は不飽和結合が2つです。この2つの不飽和結合をA、Bとします。そうするとAがトランス、Bがトランス、A、B両方がトランスの3種類のトランス脂肪酸が生成されます。α-リノレン酸は不飽和結合が3つです。

　3つの不飽和結合をA、B、Cとすると、Aがトランス、Bがトランス、Cがトランス、AB、AC、BC、ABCがそれぞれトランスの計7種類のトランス脂肪酸が生成します。

図3　トランス脂肪酸の概念図

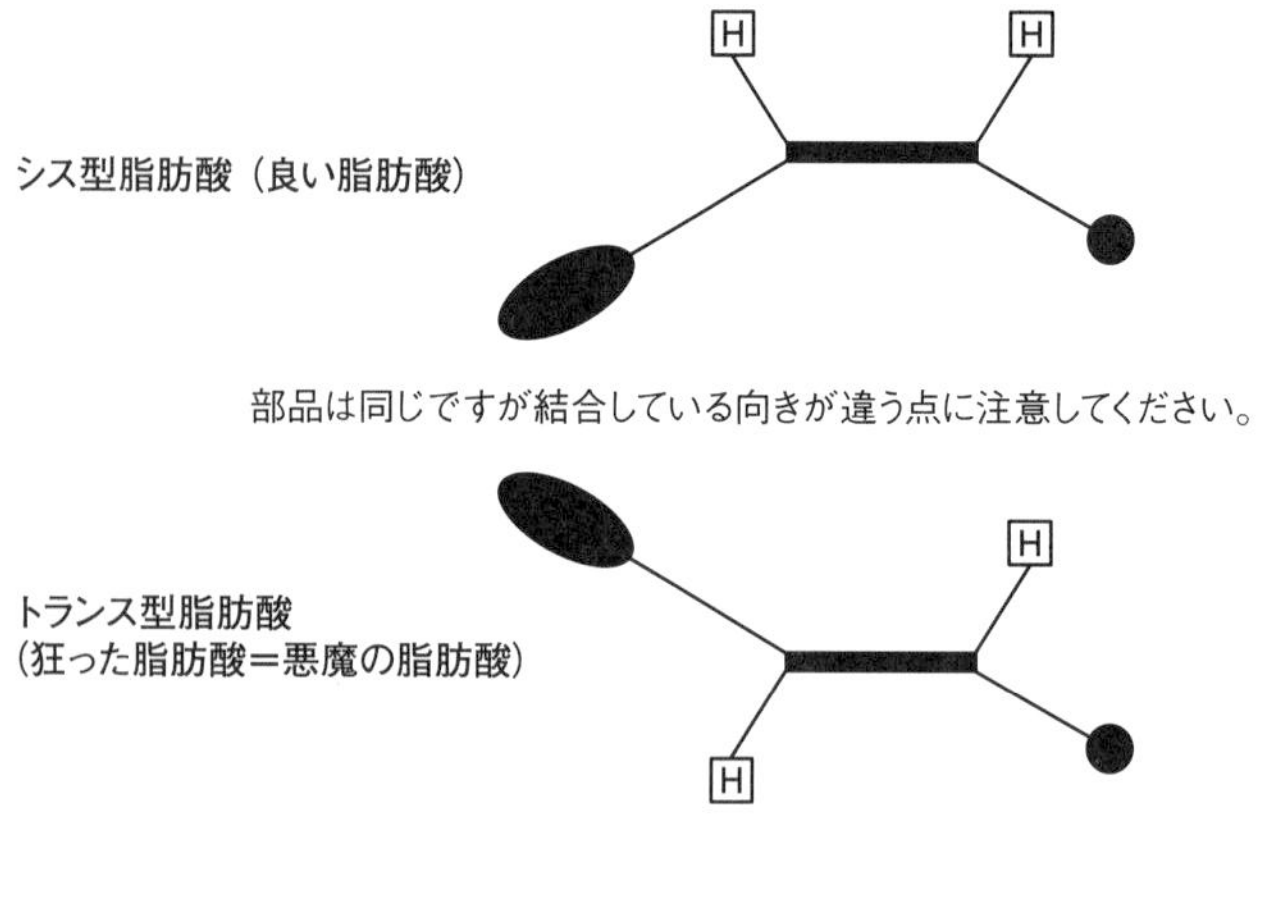

菅井 アラキドン酸は不飽和結合が4つ、健康に良いとされているDHAは6つの不飽和脂肪酸があります。暇な時にいくつのトランス脂肪酸ができるか、組み合わせを考えてみてください。頭の体操になります。

小薮 これって数学的な組み合わせですよね。実際にそんなに多種類のトランス脂肪酸があるんですか？

菅井 実際にあるんです。たくさんのトランス脂肪酸が分析されているのです。

小薮 へ〜、ところでトランス脂肪酸はなぜ **〝狂った脂肪酸〟** と言われるのですか？　食べると頭が狂ってしまうのですか？　私はもしかしてトランス脂肪酸の食べすぎなのかしら？

小薮 そんなことはありませんよ。トランス脂肪酸を食べて精神障害を誘発したという話は今のところ聞いたことがありません。これは私の推測ですが、天然の食用油の脂肪酸がシス型なのに対して、人工的に水素を結合させたり、加熱したりすると脂肪酸の分子中の水素と炭素の結合が変化してトランス型という不正常なものに変化することから〝狂った脂肪酸〟と名付けられたものと思います。

さらに人に対して害を及ぼすことも考慮されているのかもしれません。

菅井　トランス脂肪酸を食べると、どのような健康被害があるのですか？　脳には影響はないようですが。

小薮　私はそんなことは言っておりません。頭が狂うことはないと申し上げただけです。トランス脂肪酸を摂取すると体内のＬＤＬ（悪玉コレステロール）が増え、動脈硬化が促進され心筋梗塞を引き起こすことになります。動脈硬化が脳の血管に生ずれば当然脳梗塞になりますね。いずれも死に直結する重大な健康被害、というよりは生命被害を生じます。

トランス脂肪酸はまさに**〝悪魔の死亡酸〟**、**〝悪魔の脂肪酸〟**といえます。

菅井　お〜、怖！　やはり頭にも良くないんですね。

小薮　頭ですか。**DHA**とか**EPA**は魚に含まれていて頭が良くなる脂肪酸とされてます。ＤＨＡとかＥＰＡは不飽和脂肪酸なので水素添加や加熱で当然トランス脂肪酸が生成します。これらの脂肪酸は頭に取り込まれるわけですから、頭に何らかの悪影響があるのではないかと懸念しております。これらの脂肪酸はきわめて酸化しやすく有害な過酸化脂質を生じやすいのです。これはあくまで私の懸念なのですが。両者相まってどのような健康被害があるのか、ないのかを研究してもらいたい。

小林　その他の健康被害はないのですか？

小薮　脂肪酸は人などの細胞膜を作っている成分の1つなので正常な脂肪酸の代わりにトランス脂肪酸が細胞膜の成分として取り込まれることもあります。

その結果、狂った細胞膜が作られてしまい、いろいろな障害が発生するようです。

また身体の中でビタミンの働きを邪魔したり、**ガンの原因**になったりするのではないかとかいろいろ言われているようです。これらの点も含めて早急に解明していただきたいものです。

先に言いましたようにトランス脂肪酸の種類は多い。1つのマーガリンやファットスプレッド、ショートニングの中にもいろいろなトランス脂肪酸が含まれています。クッキーやフライ製品についても同じことが言えます。どのような化学構造のトランス脂肪酸が、どのような健康被害を引き起こすのかということは未解明です。**不気味**です。

小林　トランス脂肪酸が〝狂った脂肪酸〟とか小薮さんが命名した〝悪魔の死亡酸〟とか言われるぐらい危険なのに、食品衛生法関係の規制はないのですか?

小薮　食品衛生法6条では〝有害なもの、有害な物質が含まれるもの、又はこれらの疑いがある食品は製造、輸入、加工、調理、貯蔵してはならない〟と定めています。実に良いことを書いてあります。

関連法令により残留基準が定められていない農薬は野菜などに0・01ppm以上残留してはならないことになっている（いわゆるポジティブリスト制といわれるもの）わけですが、これを根拠として現に取締りが行われています。

トランス脂肪酸を含む食品は〝有害な物質〟を含む食品に立派に該当するので、当然厳しく取り締まるべきであると思います。法律の条文として書いてあるだけではダメですねー。まさに**仏作って魂入れず**です。

小薮 厚生労働省は国民の健康を守るため、食品衛生法を適用して食品業界を指導したり厳しい取締まりをしているのでしょうか？

菅井 いいえ、厚生労働省は日本人の食生活は欧米とは異なるからトランス脂肪酸は問題にならないという見解を出し、取り締まる気配のカケラも見せておりません。とんでもないことです。これでは法治国家ではなく放置国家といわれても仕方ないでしょう。日本人の食生活が欧米化していることは誰も否定しないでしょう。

食に関しては**〝疑わしきは消費者の利益に〟**という態度のかけらもありません。国家には国民の財産と生命を守る義務があるのに。

菅井 まさに私たちは国家から見放された放置国家に住んでいるわけですね。

ところで外国では規制はどのようになっているのですか？

↓アメリカは放置国家ではなかった！　日本は？

小藪　アメリカでは以前から食品の容器や包装に栄養成分の表示とともに総脂質量、飽和脂肪酸の量、コレステロールの量を表示することになっていました。２００６年からさらにトランス脂肪酸の量も表示することが義務づけられました。

菅井　やはりアメリカですね。

小林　日本では栄養表示をする場合においても飽和脂肪酸の量やコレステロールの量すら表示していません。飽和脂肪酸やコレステロールは摂りすぎると、動脈硬化、心筋梗塞などの原因になります。

小藪　ニューヨーク市の衛生当局は２００８年に市内のレストランなどの飲食サービス業者に対し、１人前当たり０・５g以上のトランス脂肪酸を含む食品を提供、使用、保管してはならないという厳しい規制を打ち出しました。**きわめて異例**のことです。しかし市民の健康を守るためには当然のことだと思います。

菅井　日本は表示の義務すらないのですかね。甘いですね。サッカリンより甘い。

小林　日本でも栄養表示においてアメリカにならって大至急、飽和脂肪酸量、コレステロールの量、トランス脂肪酸の量を表示するようにすべきですね。

小薮　正に正論です。アメリカ以外の多くの国で何らかの規制はされています。しかし我が国では食品製造業界、飲食関係業界などが猛反対するのは明らかです。厚生労働省あたりのお役人の腰は鉛のパンツを穿《は》いたようにきわめて重いですからね。あ！　レディの前では言ってはいけなかったかな（照れ笑い）。

菅井　アメリカは法治国家で日本は放置国家といわれても仕方ないですね。

よく考えたら怖い国です。国家が積極的に国民を守ろうとしていないなんて。年金問題も大きな問題ですが、食品の安全性はさらに大きな問題です。トランス脂肪酸の摂りすぎで心筋梗塞により年金をもらう前に死んでしまったのでは、今までに掛けてきた年金保険料をドブに捨てるようなもの。無念で死に切れません。

小薮　菅井さんはそんなに早く死なないと思いますが、厚生労働省のやり方は合成でん粉や添加物の不純物の件なども含めて考えると、どうも**国民が健康で長生きするのを望んでいない**ように思えます。早く死んでくれれば国家財政が助かりますから。

菅井　私は死にません!!

↓〝悪魔の脂肪酸〟であるトランス脂肪酸から身を守るために

菅井　もう自己防衛するしかありません。放置国家に住んでいる私たちは〝悪魔の脂肪酸〟であるトランス脂肪酸から身を守るために、どうしたらよいのでしょうか?

小薮　トランス脂肪酸の量を表示させることが重要なのですが、期待できません。

完璧な自己防衛方法は見当たらないものの、リスクを減らせる方法はあります。

①トランス脂肪酸が多そうな食品を食べないことです。

トランス脂肪酸を多く含む食品としてマーガリン、ショートニングを使用したクッキーなどのお菓子類、フライドポテトなど高温の油で揚げたもの。ポテトチップス、天ぷらなどの揚げ物は油切れが問題です。特に外食では手に油が付くと、とても嫌われます。そこで揚げ油にショートニングなどの合成油脂、つまり加工油脂を加えるのです。最近ではパーム油脂を使っているところもあるようです。コーヒーなどに使用する液体のクリーム(牛乳から作ったものを除く)などもあります。ただし、これらのものであっても

トランスゼロと表示して、トランス脂肪酸の量が著しく少なくなるように工夫をしていることが明示されているものは食べても大丈夫です。

ファットスプレッドでもよく見れば、トランス脂肪酸を減らしたものが見つかります。

②トランス脂肪酸は揚げ物でも生成されます。

天ぷら油を高温で加熱するとトランス脂肪酸が生成されます。したがって揚げ物を食べるのは控えること。特に古い油、何回か揚げ物に使用した油での揚げ物は避けるべきです。揚げ物にはトランス脂肪酸の問題以外にも油の過酸化物の問題もあります。

菅井 大変参考になりました。これで私は長生きできそうです。

小薮 朝食はマーガリンをたっぷり塗ったパンと液体状のクリームをたっぷり入れたコーヒー、ランチはショートニングをたっぷり使った菓子パンとポテトチップスかフライドポテト、コーヒーブレイクには液体状クリームの入ったコーヒー、夕食は天ぷらかコロッケ、とんかつ、酒のあてには多種類の添加物が含まれているさつま揚げやオツマミという生活をしていてはダメですね。

小林 若い人の好みそうな食品が多い。私の勤務する病院ではトランス脂肪酸の摂取量を減らす食生活の指導を進めていきたいと思います。

加工食品の場合

裏面の原材料表示の欄をよく見ることです。加工油脂、精製加工油脂の表示がある商品は控える。それだけでもトランス脂肪酸の摂取は相当減少します。外食では表示がありませんから揚げ物は控えましょう。

菅井 ある大学の先生が〝あれもダメこれもダメでは食事の楽しみがなくなる〟と言っていましたが。小薮さんはどう思われます？

小薮 とんでもない先生だと思います。
食は本来安全であるべきです。生涯食べ続けるものですから。
有害かもしれない食品をヒヤヒヤしながら食べて楽しいですか。フグの肝には致死性の毒があるのですが、おいしければ食べますか。タバコでもそうですね。害があることが明らかなので禁煙が進んでいるのです。有害な物質が含まれていることが明らかになっている食品を食べなくても十分食事の楽しみは味わえます。たとえばご飯です。米と水だけです。米には添加物は使用されておりません。

小林 私もそう思います。危険性、有害性が明らかになっているものを避けるのは当然です。

お米1つを取り上げて考えてみてもご飯、おかゆ、赤飯、チャーハン、お餅、おはぎ、和菓子、いろいろな雑炊、炊き込みご飯など工夫次第で十分楽しい食生活が楽しめます。私たちのような多くの人の食を預かる者だけでなく、菅井さんのように主婦の方も腕の見せ所です。

菅井 現在、世界的に和食が大人気です。そういえば**和食にはトランス脂肪酸が少ない**。有害なものを含む食品を使用しなくても十分食事は楽しめますね。ところで小薮さんは、ご飯派ですか。

小薮 1年360日はご飯です。パンだとトランス脂肪酸、合成でん粉、イーストフードなどの添加物、めん類だと合成でん粉、添加物の問題があります。**"君子危うきに近寄らず"**です。ご飯は低アミロース米であるミルキークイン、もち麦、雑穀等を加えて炊いています。最近はもち麦が多いです。夕食も質素な和食が中心です。たまにはステーキも食べますよ。

買い物にもよく行きますよ。漬物1つ買うにも合成着色料、合成甘味料、合成保存料などが含まれていないか必ず確かめます。

小林 外食はなさらないのですか？ 外食の料理に不安はありませんか？ 外食のお店で出さ

れる料理には原材料も添加物も何の表示もありません。

小薮 時々しますよ。たしかに外食は害食につながることがあるから、不安を感じることはあります。食材に合成でん粉、合成食用油脂、トランス脂肪酸量その他の表示がありませんから、調理に携わる人も何が有害であるのか分からないと思います。出される料理には原材料、添加物の表示はまったくありません、

外食産業にかかわる人も最近は衛生管理、食の安全性に関する意識は高まっております。しかし衛生管理はもっぱら食中毒菌対策が中心です。添加物を減らすという観念はありません。料理に原材料、添加物、トランス脂肪酸などが表示されるようになるとは思えません。**不安なら外食を止める**ことです。食品の表示というのは情報公開の一種です。正確な情報を提供するべきです。

菅井 最近、無添加と看板にハッキリ書いてある外食のお店が少しですが、増えてきました。けっこう流行《はや》っています。

小薮 安全性を強調した料理や加工食品というのは食品関係業界における1つの方向だと思います。ただそのためには食材、調味料などを正確に吟味《ぎんみ》する能力が要求されます。安全性が偽りであ

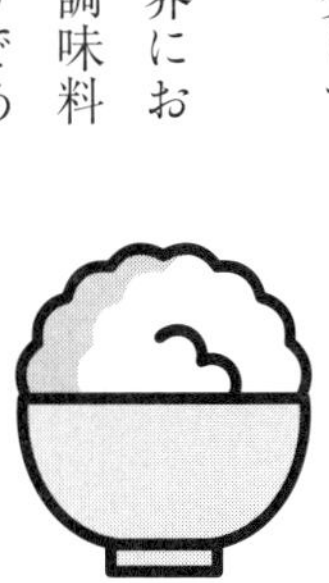

ってはなりませんから。

小林　小藪さんは外で食事をされる時、どのようなものを食べられるのですか?

小藪　ほとんど外食はしません。おかげで懐の健康状態も少し良いようです。

菅井　さすがに小藪さんは食の専門家だけあって実践しておられます。あとは禁煙だけですね(笑)。

この章を参考にしてあなたの健康のために完璧でなくてもよいですから、少しでも有害なトランス脂肪酸の摂取を減らす努力をしましょう。

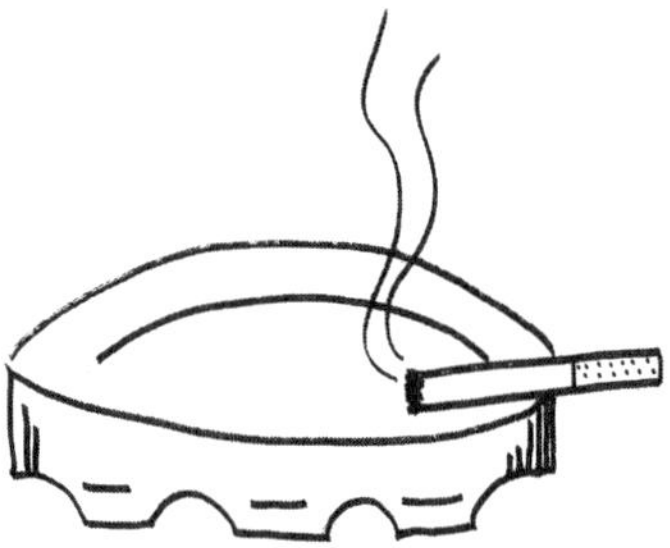

第10章 添加物の隠れた危険性

調理、加工中に有害成分が生成する調理毒添加物

小林　食品に含まれているアミノ酸やタンパク質、糖類が加熱調理されると、褐色になります。たしか**アミノカルボニル反応**とか**メイラード反応**と言います。

この反応によって生成される褐色物質は、料理に食欲を増進させる色彩を与え、焼き菓子では独特の芳《かん》ばしい香りを与えるものです。

このように料理中や加工食品の製造中に食品の成分が化学変化するという観点から、添加物などについてお話をしていただきたい。

小薮　なかなか難しいことをおっしゃいますね。かなり鋭い。添加物が加熱中で、どのように化学変化しているかについての**研究はほとんどない**のです。添加物を製造している会社

は本来そのような研究もすべきなのに、そんな研究をしても儲からないからやりません。藪蛇《やぶへび》になったらどうします？

菅井 大学では研究しないのですか？

小薮 まずやりません。**学生の就職に響きます**から。大学の先生は食品の機能的な面、つまりいい面だけを根掘り葉掘り研究するのがお好きなようです。

菅井 まあそんなことを言わずに。小林さんのたってのお願いですから。

小薮 菅井さんはポテトチップスを食べますか？

菅井 時々食べます。うちのドラ息子がよく食べるので息子がいない時、そのポテトチップスを横領してやるんです。

小薮 ポテトチップスはジャガイモを薄くカットし、油で揚げて作ります。この時にジャガイモに自然に含まれているアミノ酸と糖類が高温の油で揚げる工程で短時間で非常に複雑な化学反応を起こし、**アクリルアミド**という物質が生成されるんです。

アミノ酸と糖からアクリルアミドが生成されるとは、天才的な有機化学者でも考えつかなかったと思います。これは添加物が食品中で化学変化するというものではありませんが、私が言いたいのはこの例のように料理中や食品の加工中に人間の知恵では思いもつかない化学変化が起こるということです。アクリルアミドはその例です。**神が人類に対し発した警告**だと思います。

添加物自身の化学変化や、添加物と食品に自然に含まれている成分との化学反応、添加物と調味料などとの化学反応、複数の添加物同士の化学反応などが考えられます。これらの化学反応で生成された物質の安全性など**まったく未解明**です。

菅井 アクリルアミドというのは、どのような食品に含まれているのですか？

小薮 かなりの食品に含まれています。アクリルアミドは**天然に存在しない物質**です。アクリルアミドはポテトチップスだけでなく、糖類やアミノ酸を含む食品を揚げたり焼いたりする時に生成されます。ポテトチップス以外にもフライドポテト、かりんとう、ビスケットなどに含まれています。意外なことにフライの衣には、かなり少ない量しか含まれていないようです。

菅井 アクリルアミドは人にどのような害を与えるのですか？

小薮 アクリルアミド自体は昔からよく知られた化学物質で、人の健康に対する影響については十分研究されていません。今までに分かっているのは発ガン性、神経毒性、特に末梢神経に対する障害などです。

アクリルアミドは血液中のヘモグロビンに結合することが知られています。また土木工事の現場で漏水対策に使用されることがあります。

土木工事に使用したアクリルアミドが川に流れ込んで魚が死んだとか、この川の水を飲んだ牛が麻痺《まひ》を起こしたことがありました。

↓添加物は食品中で化学変化する！

菅井 怖い話です。添加物が食品中で化学変化する例はほかにないのですか？

小薮 あります。少し前にお話ししましたハムです。ハムを作る時に発色剤として亜硝酸塩などを添加し加熱します。すると亜硝酸塩は豚肉のタンパク質と化学反応を起こして、ニトロソミオグロビンという美しいピンク色の色素タンパク質が生成し、見た目にきれいなハムができるのです。

亜硝酸塩のような無機塩でも**簡単に食品成分と化学反応を起こしてしまう**ことがあるのです。

小林 分かりやすい例です。ハムに亜硝酸塩が添加してあるから問題だとか、豚肉の量を減ら

小薮 すために他のタンパク質やでん粉を加えているから問題だと書いてある本がありました。たしかに亜硝酸塩は問題です。それはアミン類と化学反応を起こして肝臓ガンを起こすニトロソアミンという物質ができるからです。
　ただし前にお話ししたとおりキャベツ、大根などに含まれている硝酸塩が人間の体の中で亜硝酸となり唾液に分泌されます。このほうが**量的には問題**です。豚肉以外のもの、たとえば牛乳のカゼインとかでん粉とかを増量目的で加えてあるハムがあるのは事実です。これらのものは正直に表示してあります。そして豚肉100％のものより安くなっています。

小林 そう言われてみればそうです。ハムは危険な食品の代表として、いろいろな本に書かれているから、あまり良いイメージではなかった。

小薮 少しだけ懸念があります。今まで誰も問題にしてこなかったものの、ハムのあの美しい色であるニトロソミオグロビンは無害なのかどうかという点です。
　公の研究機関でこの点は明らかにしてもらいたいものです。添加物としてリン酸塩なども使っている商品もあります。

小林 ニトロソミオグロビンが安全かどうかという点について考えたこともありませんでした。

小薮　さすが小薮さんですね。鋭い洞察力です。ご慧眼《けいがん》に脱帽です。

そんなに褒められると照れますよ。小林さんのおだてに乗って、もう少し添加物の食品中での化学変化についてお話ししましょう。

合成甘味剤でスクラロースというのがあることをお話ししました。スクラロースは天ぷらなどに使うとスクラロースの分子から塩素が取れてしまい、別の物質に変化してしまいます。これは国会でも取り上げられたことです。

この変化したものが、さらに食品中の何らかの成分と化学反応するかどうかは不明です。また合成保存料としてよく使用されているソルビン酸は亜硝酸塩と化学反応を起こすことが知られています。

菅井　食品中での化学変化で分かっているものが少しはあるんですね。しかしほとんどは未解明。だからといって添加物をすべて使用禁止にするわけにもいかない。この問題について小薮さんはどのようにしたらよいとお考えですか？

小薮　なかなか難しい質問です。

小林　大変難しい問題だと思いますが、私たちが少しでも健康で長生きするためにご意見をぜひおうかがいしたい。

小薮 ないことはありません。添加物には**使用基準**というものがあります。

この添加物は□○△という食品に何％以下使用できるというのが使用基準です。もちろん合成着色料、加工でん粉などのように、いくら使用してもよいというものもあります。

添加物の使用が許されているそれぞれの食品に実際に添加した食品を作り、添加した量がどれだけ減少したかを分析してみることです。添加量より減少していれば、何らかの化学変化を起こしたということになります。決して難しいことではありません。この場合、使用する調味料などの種類により結果が異なる可能性がある点に留意する必要があります。添加物メーカーはその添加物を使用する場合のモデルを示すように行政が指導すれば良いと思います。

もちろん変化した物質がいかなる物質で、その安全性はどうなのかという点を明らかにすべきです。変化してできた物質は添加物として許可されていないわけですから。

菅井 なかなか良い考えと思います。しかし現実、そのようなことは可能なのですか？

小薮 可能です。添加物メーカーは厚生労働省に添加物の許可申請をする際に、食品中の添加物の量を分析する方法を提出することになっています。

現に食品中の添加物の量が使用基準を超えていないか、日常的に分析されているのです。添加物メーカーはいろいろな食品に添加物を加えて、効果や食品の味、食感に影響しないかなどの研究を日常的に行っています。変化してできた物質がいかなる物質か分析するのは難しいかもしれませんが、何らかの変化を起こしていることは簡単に分かるんです。**要はやる気があるか否**かです。強力な行政指導が必要です。

小林 加工食品を家庭などで調理する場合における添加物の変化については、どうなりますか?

小薮 添加物が調理中に化学変化を起こす原因は主に加熱です。

ですから煮る、焼く、オーブン、フライなどの場合について調べればいいと思われます。もしフライにした場合、化学変化が起こるのであれば〝フライにはしないでください〟とか、〝130℃以上に加熱しないでください〟という**警告表示**または**注意書き**を義務づけるのです。お薬には服用の方法とか副作用もキチンと書いてあります。

もちろんこれで完璧に消費者の安全が確保されるわけではありませんが、リスクは大幅に減少すると思います。

菅井 1日でも早くそうしていただきたい。それまでは自己防衛で頑張るしかない。

小薮　悲しいかな、そういうことです。

↓添加物の賞味期限は勝手に延長できる!!

菅井　「消費期限」は安全に食べることができる期限です。一方で急速に劣化する食品について「賞味期限」は美味しく食べることができる期限ということですよね?

小薮　一般にはそのように誤解されていますね。しかし賞味期限についてはおかしいと思いませんか。美味しく食べることができる期限であって**安全を保障する期限ではない**。

菅井　そう言われてみるとおかしい。

小林　期限の設定は厳格になされているんですか?

小薮　期限の設定は実際の流通を想定し、保存試験などを経て設定することになっています。しかし経験とカンで設定している場合もあります。そんなことではアカンでしょう。

菅井　冴えないダジャレ!!　ではどうすればよいんですか?

小薮　期限を設定した根拠となるデータを付けて、保健所に届ける制度を作ればよいと思います。現在は何の届け出もしなくてよいのです。

小林 ですが保健所は業務が増えて大変なことになるのでは？

小薮 たしかに業務は増えます。電子届出にすれば良いと考えます。いくらかについて抜き取り検査をすれば良いのではないかと考えます。添加物や食品成分の中で変質しそうなものについて検査するとかです。一定の水分が含まれる食品については微生物検査も必要です。

小林 期限設定できちんとしたデータを揃えるのは、中小零細企業が多い食品業界の実態からすれば無理なんではないでしょうか？

小薮 だからといってカンで設定されては困ります。検査機関に依頼する方法もあります。この件に関しましては私なりにある考えといいますか、構想がないわけではありません。今日は差し控えますが。

添加物の賞味期限は裏の表示を見ても分からない

小薮 菅井さん、添加物に賞味期限があることをご存じですか？

菅井 添加物に賞味期限とおっしゃいました？　聞き違いかしら。

小薮 **添加物にも賞味期限がある**んです。

菅井 添加物を美味しく食べることができる期限ですか？ おかしいじゃありませんか？

小薮 常識で考えるとおかしいです。私もそう思いますが、厚労省でそう決めたんです。東大や有名大学を出て難しい国家公務員試験に合格した人がたくさんいるのです。

菅井 東大入試や国家公務員試験に中学生レベルの国語の試験を出すべきです。

小薮 私は素直に**使用期限とするべき**だったと思います。この期限については大きな問題があるんです。

賞味期限が4月10日の添加物Aを使った食品を4月7日に製造→この食品の賞味期限を6カ月に設定。どう思われます？

小林 添加物の期限は4月10日に切れていますから違法ですね。

小薮 そう解釈するのが普通ですね。ところがこの場合、違法ではないようです。現にこのような場合、違法として摘発されたことはありません。少なくとも私は知りません。

菅井 なんでそうなるの？

小薮 添加物業界、食品メーカー、スーパー、コンビニ、デパートなど流通業界と厚労省、消費者庁の固い結束の結果でしょう。それに賛同する学者先生もいるわけです。私はそう思います。

菅井 我々消費者は法治国家ならぬ放置国家に住んでいることを強く認識し、自分の身は自分で守るしかないわけですね。そのためには消費者が食品についての知識を深めなければなりません。**無手勝流ではダメ**なんです。改めてそう感じました。

小薮 そういうことです。現実的な対応はそれしかないです。

第11章 現在の衛生管理、品質管理では食品の安全は確保できない！

↓合成でん粉、合成食用油脂（精製加工油脂）、添加物などから眼をそむけた現在の衛生管理、品質管理では食品の安全性は確保できない!!

菅井　最近、食品の衛生管理、品質管理が十分できていなくて問題になっています。食品について新聞にお詫びと回収（リコール）のお知らせ広告が毎日のように掲載されています。

小薮　新聞に出ているのはほんの一部、富士山の小石1つです。

小林　食品の衛生管理、品質管理は徹底されているのでしょうか？　現状はどうなんでしょうか？

小薮　食品とひと言でいっても、その実体は非常に幅が広いのです。
　いわゆる大企業はかなり徹底的に衛生管理をしているものと思われますが、新聞のお詫び広告を見ていると大企業もよく問題を起こしています。中小企業の中にもしっかりやっているところもあります。そうでないところもありますが。

小林 **HACCP**（ハサップ）という高度の衛生管理もかなり広まっています。

☞HACCP：Hazard Analysis and Critical Control Point の略。食品製造工程で発生するあらゆる危害を分析し、特に重点的に衛生管理しなければならない点を定め、これを確実に実行すれば安全性が確保された食品が製造できるという衛生管理の手法です。

小薮 HACCP以外にもISO（国際標準化機構）とかFSSC（食品安全システム認証）などがありますが、HACCPに絞ってお話ししましょう。HACCPを取得する動機が不純なこともあります。

宣伝目的に取得したという例もあります。

菅井 HACCPとやらを取得した会社の食品は安心して食べられるんですよね？

小薮 そうでもない。HACCP、ISO、FSSCを取得した会社であっても事件、事故を起こしています。要するに食品の衛生管理、品質管理は食品の品質、安全を絶対に確保するという企業の覚悟と実行にかかっています。
もちろん優れた人材も必要です。経営陣の資質も問われます。

小林 小薮さんの今までのお話から考えると、HACCP、ISOを含めて衛生管理、品質管理を行っても食品の安全性は確保できないと思われるのですが？

小薮 そういうことになります。
たとえば法律の範囲内であれば、どのような化学物質か分からない不純物が含まれている添加物をいくら使用してもよいし、加工でん粉（合成でん粉）などは使い放題、悪魔の脂肪酸であるトランス脂肪酸はいくら含まれていても衛生管理、品質管理は徹底的に行ったことになりますし、またHACCPやISOにもとづく衛生管理をしたことになります。

小林 つまり現状のままでは、いくら衛生管理、品質管理、HACCP、ISOなどを徹底的に実行しても、それだけでは不十分なわけですね。

小薮 本質的な部分が欠落していませんか。食品は生涯という長期間食べるものなのです。この観点が欠落しているのです。

菅井 私のオツムではどういうことか理解できないのですが。

小薮　現状のHACCP、ISOなどによる衛生管理、品質管理では、たとえば添加物に含まれている不純物が長期にわたって人の身体に取り込まれることにより肝臓ガンになったり神経が侵されたりすることがあっても防げません。

このことは前に言いましたように添加物に含まれている不純物の分析が徹底していないからです。また複数の添加物を添加した場合の安全性などまったく無視されているのです。それでもHACCP、ISO、食品衛生法上なんら問題にならない。

小林　発ガン性があるアクリルアミドをかなりの量含む食品も衛生管理、品質管理を徹底して製造された食品ということで通用するわけですね。

小薮　そのとおりです。

菅井　では小薮さんはどのように衛生管理、品質管理を行えば、食品の安全性が確保できるとお考えですか？　ぜひコヤブ式衛生管理、品質管理をおうかがいしたい。

小薮　まず食に携わる者が素直になることです。**悪いものは悪いと素直に認める**ことです。**〝疑わしきは消費者の利益に〟**という覚悟が必要です。

今すぐに実行できる事項として、

①食材、添加物、副材料の徹底した吟味

㋐フグ、ジャガイモの毒、貝毒など天然の有害物並びに微生物が作る有害物質が食品に混入しないようにする。

㋑微生物対策、異物対策の徹底。

㋒添加物の使用は最小限に抑える。添加物が食品中でいくら減少したか調べる。使用する添加物の品質を確認する。

㋓トランス脂肪酸の含有量の少ない材料を使用する。トランス脂肪酸を含む加工油脂（合成食用油脂）の使用を止めるもしくは制限する。

②有害物質が生成するような調理、加工方法は避ける

③製造工程、調理施設の衛生管理の徹底

これらを実行すればよいと思います。

菅井 この程度のことでしたら、やる気さえあればすぐにでも実行できます。

小薮 経営者の決断があれば、すぐ実行できます。

④おのおの添加物に含まれている不純物がどのような化合物か。またそれらがどれく

らい含まれているのか。安全性はどうなのか。どのように規制するのか

といったきわめて重要な事項があるものの、日本のお役所の体質から考えて今すぐに実行できるとは思えません。

次善の策として、①の㋒のように添加物の使用量を最小限に抑えることにしました。添加物の使用量を最小限に抑えれば、添加物に含まれる不純物の量も減少するからです。

小林 現在行っている衛生管理、品質管理、HACCP、ISOのようなものではなく添加物なども含めたもっと総合的な衛生管理、品質管理が必要なのですね。

小薮 まさにそのとおりです。ただ人材の育成が必要な事業所も出てくるでしょう。消費者が食品について勉強し**〝安心できる食品しか買わない〟〝疑わしい食品は買わない〟**ということになれば、コンビニ、スーパーなども安心できる食品しか売らないようになり、メーカーも安心できる食品を積極的に製造するようになる。外食する場合でも食材、調理法などを積極的に聞くようにするといいと思います。勇気が必要ですし、少し嫌われますが。

小林 以前あるコンビニがリン酸塩使用せずとか、ある食品会社が着色料・保存料無添加とか言っていたようです。

小薮 非常に良いことだったと思います。リン酸塩使用せずと言いながら他の添加物は使用しているではないかとか、着色料、保存料無添加などけしからんとかいう意見が出ていたようです。すべての添加物ではなく一部であっても、とりあえず添加物の使用を減らすことは良いことだと思います。しかし消費者庁は無添加とか不使用とかいう表示を厳しく制限してきました。**時代錯誤**も甚だしい。

菅井 多くの食品会社が「我が社の製品は着色料、保存料だけでなく合成乳化剤、合成甘味料も無添加」と競争してくれればいいですね。

小薮 そうなればよいと思います。添加物メーカーやその団体は猛烈に巻き返しにかかるでしょうが。

菅井 我々もしっかりしないとダメなんですね。〝**消費者は神様です**〟というようになればいい。今のままでは〝**消費者は犠牲者**〟になりかねません。

小薮 菅井さん、冴えてる!! 良いこと言いますね。本当はお役所、添加物メーカー、食品会社、小売業者、外食関係が積極的に取り組んでくれるとよいのですが、期待できないので消費者がガンバルしかありません。放置国家に住んでいるのですから、自分の身は自分で守る自己防衛しかないと自覚することです。悲しいけど現実です。

わが国では自分の身は自分で守るしかない！
消費者が食品について勉強するしかない。
そのためにこの本が少しでも皆様のお役に立てばと思います。

小林　小薮さんの今までのお話を聞いて、食品の高度な専門家を育てる必要があるのではないかという思いがします。

小薮　私も常々そう思っております。栄養指導のほうは管理栄養士の養成課程が随分増えています。しかし食品会社で研究開発、製造、衛生管理、品質管理、企画、営業に携わる人材を養成する学部、学科が事実上ないのは不思議です。食品産業というのは一大産業であるのに。

スーパー、デパート、コンビニなどの本部、商社で食品を扱う部門、外食産業などでも食品の専門家をそろえるべきだと思います。

製薬会社の営業部員は薬についてよく勉強しています。医師に薬の説明をしなければならないから当然です。それに引き換え食品会社の営業部員は、食品について知らない人が多いと思います。生産部長クラスでも、食品のことが分かっていない人が見受けられます。

↓食品関係の人材養成について小薮の提言

小林 食品関係の企業で必要とされる人材の養成には大学でどのようなことを勉強したらよいとお考えでしょうか？　実務経験のある小薮さんのご意見をぜひおうかがいしたいと思います。

小薮 食品を専門とする**食品工業大学**や**食品工学部**を早急に作るべきです。現在、存在しないのが不思議です。人気のない学部を整理して作ればよいと思いますよ。まず問題は教員です。大学、大学院を出て大学に残り、教員となった人はいりません。大学や大学院を出て、食品関係などの実務経験を積んだ人材を採用することが重要です。彼らは社会に還元できるような良い研究をしますよ。実際の食の現場を知らない教員が食の現場で役に立つ有用な人材を育てることができるわけがありません。何を教えたらよいのかすら、分からんでしょう。民間の研究者、技術者その他の実務経験者には有能な人材がたくさんいます。決して私が有能な人材だと言っているわけではありません。論文の数が多い人を持ってくればよいというものではありません。

小林 その意見にまったく同感です。食品関係以外の分野でもそうだと思います。

小薮 医学部の先生は大学病院で実際に患者を診断し、手術、治療をしてますよね。ですから医学部の講師、准教授などは民間病院に派遣されても、すぐ手術や診療ができるんです。良いことだと思います。

小林 たしかにそうですね。大学以外の病院から教授として来られる先生もいます。

食品工学部ではどんな勉強をしたらよいとお考えですか？

小薮 有機化学、無機化学、生化学をしっかり学んだうえで、食品化学、分析化学、機器分析、食品分析化学、栄養化学、生理学、微生物学、応用微生物学、食品検査学、食品製造学（農産物、水産物の加工を含む）、食品機械学、食品衛生学、衛生法規、食品添加物学、工場実習、法学概論、民法（総則、債権、物権、契約）、刑法（総則、各論）、一般英語、食品英語、パソコン、食品経済学、特許法、実用新案法などの工業所有権法（特許明細書の作成と出願ができるような訓練を含む）を勉強したらよいと思います。

もちろん実習、実験が必要なことは当然です。

小林 民法、刑法も必要というのは少し意外です。

小薮　民法は取引に必要です。特に契約や共同研究における取り決めなどにも必要です。
　契約書を作成するには食品に関する高度の専門知識が必要です。クレーム処理には、食品についての専門知識と法律の知識の両方が必要です。食品衛生法には両罰規定がありますし、罪刑法定主義、構成要件該当性、微罪処分、罰金、禁錮などについても知っておく必要があります。食品関係の法規、特許法、実用新案法を勉強するために法的感覚を養うという意味でも必要です。

菅井　ところで失礼ですが、コヤブさんは法律が分かるんですか？

小薮　独学ですが一応、憲法、民法、刑法、刑事訴訟法、商法については勉強しました。契約書、覚書を作成するにしても食品に関する高度の専門知識が要求されます。特に共同研究、業務提携などの契約には必須です。
　特許、実用新案の明細書の作成、出願ぐらいはできます。弁理士に頼らず自分で書類を作成して出願し登録された実用新案もいくらかあります。儲かってはいませんが（苦笑、のち滂沱《ぼうだ》の涙!!）。

小林　就職は大丈夫なんでしょうか？

小薮　引く手あまただと思います。心配はまったくないと思います。ただ入学後はかなり厳しい勉強となります。

菅井 飲食店関係の調理師はどうなんですか？

小藪 ハッキリ言いまして**現状の免許制度ではダメ**だと思います。私は調理製菓専門学校で非常勤講師を十数年やってました。学生の質が問題です。授業中は私語だらけ。

私は厳しく怒鳴りつけたり、〝出て行け！〟と首筋をつかんだり学生の机の脚を蹴飛《けと》ばしたりしました。そのうち落ち着きましたが。他の先生方の授業は授業自体が成立してない状態でした。学生が騒いでいようが教室内をうろついていようが教科書を時間が来るまで読んでいるだけです。真面目な学生にはお気の毒です。年に２回試験があり基準点に達しない学生には再試験をやるんですが、試験問題は本試験と似たようなものを出します。学校の指示です。それでもダメな学生にはレポートを提出させます。レポートはほぼ教科書の丸写し。それで合格。そして卒業。卒業時に調理師免許がもらえます。授業料未納者は卒業できませんから調理師免許はもらえません。

都道府県で交付している調理師免許は国から試験合格者に与えるようにすべきだと思います。食の安全は重要です。命にかかわりますから。

終章

ナゼ隠すのか？　食品の表示は早急に改めるべきである

小林　今までで食品には、いろいろな問題点があることがよく分かりました。消費者に対する健康被害の恐れを完璧に防ぐのには相当時間がかかると思われます。それでも比較的短期間で簡単に解決する方法はないのでしょうか？

小薮　ありますよ。すぐ実施できる比較的簡単な方法が。

菅井　それはどのような方法ですか？

小薮　食品の包装などに書いてある**原材料、添加物の表示を改める**ことです。

表示は食品会社が消費者に対して行う、きわめて重要な情報公開です。

小林　まさにそのとおりです。消費者は表示を参考にして自分なりに考えて食品を購入するわけですから。表示は正直にして正確で分かりやすいことが大切です。

菅井　小薮さんはどのように表示方法を改めたら良いと考えておられるのですか？

小薮　①小麦粉、砂糖など天然の原材料と添加物とに欄を分けて表示する。そして**添加物は赤字で表示する**。

②合成でん粉（加工でん粉）は化学でん粉もしくは化工でん粉という名称に、食用精製加工油脂、加工油脂は化学油脂に名称を改める。化学油脂を使用した場合にはトランス脂肪酸の量を明記する。その上でトランス脂肪酸の含有量を表示し一定の基準を設定する。

③添加物は合成添加物、天然添加物、微生物生産物、その他に分けて表示すること。

④添加物はすべて物質名で表示する。

⑤添加物を食品に添加した場合、製造直後と賞味期限内における添加物の減量を調べることを義務化する。中小企業では無理ですが、その場合には添加物メーカーに依頼すればよいのです。減量が大きい場合、添加物が変化しているわけですから変化して生成した物質がいかなるものかを解明させる。

変化してできた物質は添加物としての指定（使用許可）を受けてない物質なので違法と言わざるを得ません。明らかに安全性に問題がない物質である場合は別ですが。

これで完璧というわけではありませんが、かなり改善されると思います。

菅井　しかしこの案が速やかに実行されるとお考えですか？

小薮　速やかに実行すべきですが、そうはならないと思います。少し前に高名なジャーナリストと、のちに暴漢に襲われ重傷を負われた大学教授と3人で討論したことがあります。教授はナゼ食品添加物の問題が国会議員の選挙で争点として取り上げられないのかと疑問を吐露されました。

小林　選挙で取り上げても票に結びつかないからでしょうね。

小薮　そうだと思います。悲しいですね。

菅井　小薮さん、どうも長い時間ありがとうございました。大変参考になりました。
　消費者が賢くなることの大切さが分かりました。

小林　専門書にも書かれていない大切なことをたくさん教えていただき感謝いたします。早速病院での食事、我が家での食生活に役立てていこうと思います。
　私が食の安全について知らないと患者さん、我が家の家族の健康が守れないということを痛感しました。改めて食に携わる者の責任の重さを感じました。

小薮　そろそろ帰ってうちの奥さんのマンネリ化した手抜き料理でも食べますか。なるべく未添加の食事にするように言ってあるのですが（笑）。

おわりに

食品添加物を使用した加工食品の危険性については昭和40年代はじめに郡司篤孝《ぐんじあつたか》氏が執筆された『危険な食品』を嚆矢《こうし》として以降、さまざまな本が出版されました。

同書で郡司氏はかまぼこなどの練り製品、ハム、ソーセージ、豆腐などに広く使用されていた防腐剤AF-2（エイエフツー、フリルフラマイド）の危険性を指摘されました。

この防腐剤はその約10年後、強い突然変異性とともに発ガン性（主に胃ガン）が証明され、新聞でも大々的に取り上げられ使用禁止に追い込まれました。

郡司氏の指摘から10年も経ってからです。

長年にわたり発ガン性食品を食べさせられ続けた国民はたまったものではありません。

この防腐剤は固体では赤色で、衣服に染み込むと黄色になります。この防腐剤で黄色になった作業服を着て毎日働いていた社員の健康は？

同氏の警告はその後生かされることなく現在に至っております。

郡司氏の著書の果たした役割は高く評価されるべきです。

その後、添加物や食品の危険性に関する著作が出版されています。しかしいずれの本も添加物が危険だという点は共通していても〝安全性試験で安全性が確かめられているのになぜ危険なのか〟という点について明確な説明がなされていないように思います。

本書はこの点について明快な答えを出しております。

私は少しではありますが、食品、添加物について勉強してまいりました。

私の知識が消費者の皆様に少しでもお役に立てるのであればと思い、本書を執筆いたしました。

添加物の表示は非常に分かりにくくなっています。

食品の表示というのは消費者に対する重要な情報公開であるはずです。

後ろめたいことがないのであれば、積極的に原材料表示という形で情報を公開していただきたいと考えます。

原材料表示が不完全ですから本書を読んでいただいても、パーフェクトに皆様の安全が確保されることはありません。

しかし食品による健康被害のリスクは相当軽減されると思います。

AF-2、アカネ色素、コウジ酸などのように長い間食品添加物として使用されながら、ある日突然発ガン性があるから使用禁止にするといわれても……。

薬害エイズ、薬害肝炎のように健康被害が発生してからでは遅いのです。

厚生労働省、農林水産省は国民の生命と安全を守るという視点に立ち、一刻も早く食品を取り巻く暗い闇に光明を照らしてほしいものです。

食品会社は「添加物、衛生管理の両面から安全性には絶対に自信がある」という製品を作っていただきたいと考えます。

スーパー、コンビニ、デパートなどはこのような製品を積極的に扱ってほしいと思います。

まず「減添加食品」から始めて、しだいに「無添加食品」が増える日がやって来ることを願っております。

本書が皆様の食生活、健康に裨益《ひえき》するところ大であれば幸いです。

小薮浩二郎

<著者略歴>

小薮 浩二郎（こやぶ・こうじろう）

岡山県生まれ。食品メーカー顧問、食品・添加物専門家。香川大学卒業後、九州大学大学院農芸化学専攻（栄養化学講座）修了。京都大学薬学部研究生を経て、製薬会社勤務。14年にわたり、医薬品、食品添加物などの研究に従事。現在は、食品会社の顧問など。著書に『長生きしたければ、原材料表示を確認しなさい！』（ビジネス社）、『ちょっと高くても、コッチ！』（三五館）、『コンビニ＆スーパーの食品添加物は死も招く』（マガジンランド）、NHKで連続ドラマ化（全8回）された小説『白い濁流』（笑がお書房）などがある。

食品の裏と表

食品添加物のこわい話

2023年8月10日　　第1刷発行

著　者　小薮 浩二郎
発行者　唐津 隆
発行所　株式会社ビジネス社
〒162-0805　東京都新宿区矢来町114番地 神楽坂高橋ビル5F
電話　03(5227)1602　FAX　03(5227)1603
https://www.business-sha.co.jp

〈装幀〉中村聡
〈本文組版〉茂呂田剛（エムアンドケイ）
〈印刷・製本〉株式会社 ディグ
〈営業担当〉山口健志
〈編集担当〉本田朋子

ISBN978-4-8284-2545-0

ビジネス社の本

［増補改訂版］

食べなきゃ治る！糖尿病

1日1食が成功の秘訣だ！

定価1320円（税込）

ISBN978-4-8284-2492-7

船瀬俊介……著

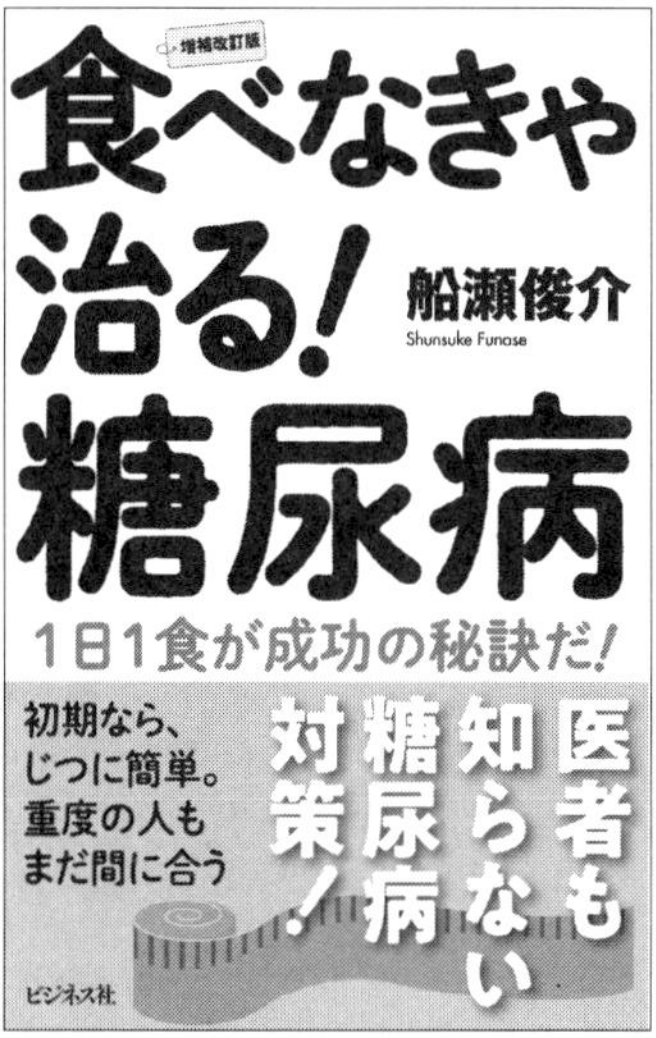

初期なら、じつに簡単。

重度の人もまだ間に合う医者も知らない糖尿病対策！
①食べすぎ　②悩みすぎ（ストレス）
③運動不足　④動物食　⑤甘い物
糖尿病専門医が教えてくれない5つの原因を知れば、
治し方が見えてくる！

本書の内容